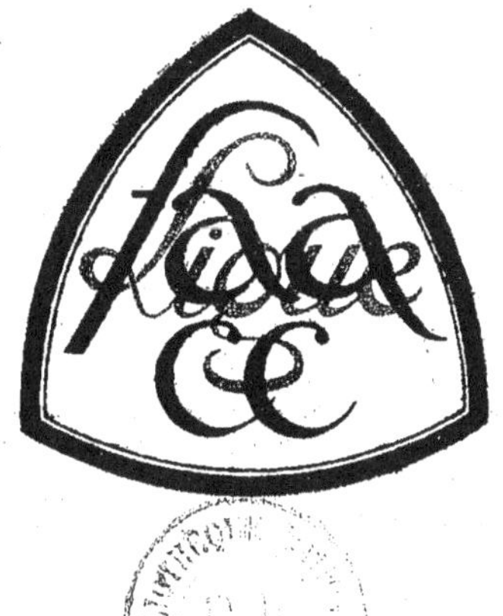

ligue franco anglo américaine contre le cancer

ASSEMBLÉE GÉNÉRALE DU 19 AVRIL 1921

LIGUE
FRANCO-ANGLO-AMÉRICAINE
CONTRE LE CANCER

Reconnue d'utilité publique

2, AVENUE MARCEAU, PARIS

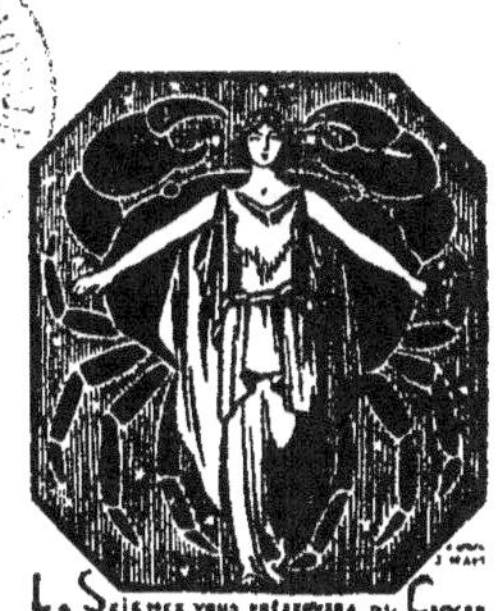

FONDÉE SOUS LE PATRONAGE DE :

S. Exc. lord BERTIE of THAME,
> ancien ambassadeur de Grande-Bretagne.

S. Exc. William SHARP,
> ancien ambassadeur des États-Unis.

M. LECLAINCHE,
> inspecteur général des Services vétérinaires.

M. MESUREUR,
> anc. directeur général de l'Assistance publique.

Prof. ROGER, doyen de la Faculté de Médecine de Paris.

Docteur ROUX, directeur de l'Institut Pasteur.

1

SOUS LE HAUT PATRONAGE DE :

M. le PRÉSIDENT DE LA RÉPUBLIQUE.
Madame MILLERAND.
S. A. R. la Duchesse de VENDOME.

COMITÉ D'HONNEUR :

M. et Mme Paul DESCHANEL.
S. Ex. lord DERBY, Ambassadeur de GRANDE-BRETAGNE et Lady DERBY.
S. Ex. l'Ambassadeur des ÉTATS-UNIS et Mrs WALLACE.
Mme WALDECK-ROUSSEAU.
Ctesse d'HAUSSONVILLE, présidente de la S. B. M.

Mme CARNOT, présidente de l'A. D. F.
Mme PÉROUSE, présidente de l'U. F. F.
Mme GALLI, présidente de l'U. F. F.
Mme Joseph Clark GREW.
Sir Austin LEE.
Sir Arthur STANLEY.

COMITÉ SCIENTIFIQUE :

ACHARD, professeur de Pathologie générale à la Faculté de Médecine de Paris.

BERARD, professeur de Clinique chirurgicale à la Faculté de Médecine de Lyon.

BORREL, professeur à la Faculté de Médecine de Strasbourg.

CALMETTE, sous-directeur de l'Institut Pasteur, à Paris.

CHAVANNAZ, professeur de Clinique chirurgicale à la Faculté de Médecine de Bordeaux.

CUNEO, professeur d'Anatomie médico-chirurgicale à la Faculté de Médecine de Paris.

DEPAGE, professeur de Clinique chirurgicale à la Faculté de Médecine de Bruxelles.

DUSTIN, professeur d'Anatomie pathologique à la Faculté de Médecine de Bruxelles.

FORGUE, professeur de Clinique chirurgicale à la Faculté de Médecine de Montpellier.

J.-L. FAURE, professeur de Clinique gynécologique à la Faculté de Médecine de Paris.

GILBERT, professeur de Clinique médicale à la Faculté de Médecine de Paris.

HARTMANN, professeur de Clinique chirurgicale à la Faculté de Médecine de Paris.

LETULLE, professeur d'Anatomie pathologique à la Faculté de Médecine de Paris.

MENETRIER, professeur d'Histoire de la Médecine à la Faculté de Médecine de Paris.

PAVIOT, professeur d'Anatomie pathologique à la Faculté de Médecine de Lyon.

REGAUD, directeur du Laboratoire de Biologie et du Service de Thérapeutique de l'Institut du Radium de l'Université de Paris.

ROGER, professeur de Pathologie expérimentale à la Faculté de Médecine de Paris.

ROFFO, professeur à la Faculté de Médecine de Buenos-Aires.

CONSEIL D'ADMINISTRATION :

Président : M. Justin GODART, ancien sous-secrétaire d'Etat du Service de Santé.

Vice-Présidents : Prof. HARTMANN, membre de l'Académie de Médecine.

Sir John PILTER, président honoraire de la Chambre de Commerce anglaise.

Prof. Mark BALDWIN, correspondant étranger de l'Institut.

Baron Edouard de ROTHSCHILD.

MEMBRES :

MM.

Laurence BENET.
Walter BERRY, président de la Chambre de Commerce des Etats-Unis.
Prof. BORREL.
BRANCH.
Prof. CUNEO.
Prof. DEPAGE.
Dr HELME.
Major LAMBERT.

MM.

Auguste LUMIÈRE.
Prof. REGAUD.
Prof. ROGER, doyen de la Faculté de Médecine.
Dr H. de ROTHSCHILD.
Bernard J. SHONINGER.
Félix VERNES.
François de WENDEL, député.

Secrétaire général : Robert LE BRET.

Secrétaire général-adjoint : Mme le Dr FABRE.

Trésorier : M. Jacques WORTH.

Conseils juridiques : MM. BOCCON-GIBOD, avoué, CHAVANE, notaire.

COMITÉ CENTRAL DES DAMES :

Présidente :   Mme la Duchesse d'UZÈS, douairière.

Vice-Présidentes
- Mrs Risley HEARN.
- Mrs Laurence BENET.
- Mme R. Le BRET.

Présidentes de sections :

Section d'Assistance :   Mme Henri HARTMANN.
Section de Propagande : Baronne Henri de ROTHSCHILD.

Secrétaires du Comité
- Comtesse TERRAY.
- Baronne de MARÇAY.

Trésorière :   Mme DUTEY-HARISPE.

Membres :

Mme Ph. BERTHELOT.	Mme HELME.
Mme BROUARDEL.	Mme LANGLOIS.
Mme la Générale BUAT.	Mme de MIMONT.
Mme Ernest CARNOT.	Mqse de MONTEBELLO.
Mlle de CATERS.	Mrs G. MUNROE.
Mlle CHAPTAL.	Mme NÉLATON.
Mme le Dr COCHE-HART-MANN.	Mme de POLIAKOFF.
Mme CUNÉO.	Mme Émile REYMOND.
Mme CUYLER.	Mme RICHET.
Mme Maurice DUTREIL.	Mme SCHOELLKOPF.
Baronne d'EICHTHAL.	Mme Eugène SCHNEIDER.
Mme GALLI.	Mme SHONINGER.
Mme HARLE D'OPHOVE.	Mlle THURNEYSSEN.
Ctesse d'HAUSSONVILLE.	Mme VIVIANI.
	Mme Fr. de WENDEL.

Dames visiteuses :

Mme la Générale BUAT.	Mme LE SOURD.
Mme CADROY.	Mlle LUVILLE.
Mlle CORRARD.	Bne de MARÇAY.
Mme DESMOULIN.	Mlle d'ORNELLAS.
Mlle DREYFOUS.	Mme Émile REYMOND.
Mme DUTEY-HARISPE.	Mme SHONINGER.
Mme Maurice DUTREIL.	Comtesse TERRAY.
Mme GERNEZ.	Mme TONY CLERC.
Mme GOUIN.	Mme Van MARCK.
Mme Marcel GUÉRIN.	Mme ZENTZ D'ALNOIS.
Mme HÉBRÉ.	Mlle THURNEYSSEN.
Mme LANGLOIS.	Mme Paul WANNER.
Mme Jean LE BRET.	

COMPTE RENDU

DE

L'ASSEMBLÉE GÉNÉRALE

DU

19 AVRIL 1921

Sous la Présidence

de M. LEREDU

**Ministre de l'Hygiène, de l'Assistance
et de la Prévoyance sociales**

L'Assemblée Générale de la Ligue Franco - Anglo - Américaine contre le Cancer s'est tenue le 19 Avril, à la salle du Conseil de la Faculté de Médecine.

Elle était présidée par M. Leredu, Ministre de l'Hygiène, de l'Assistance et de la Prévoyance sociales, assisté de M. le Professeur Hartmann, Sir John Pilter, M. le Professeur Mark Baldwin, correspondant de l'Institut.

Dans l'assistance on remarquait :

Mme la duchesse d'Uzès douairière, Mrs Laurence Benet, Mme R. Le Bret, Mme H. Hartmann, Baronne H. de Rothschild, Mme le Docteur Fabre, Comtesse Terray, Baronne de Marçay, Mme Waldeck-Rousseau, Mme Dutey-Harispe, Mme Schœllkopf, Mme Shoninger, Mme M. Dutreil, Marquise de Dion, Générale Buat, Mmes Nélaton, Bremard, Blum-Ribes, Mlle Arana, Mme André Bourcier, Comtesse de Vassal, Comtesse de Saint-Roman, Générale Famin, Mmes Coche-Hartmann, Chauchat, Cowden, Jacques Cochin, Mlle Colombier, Mmes Legueu, Guiard, Macquay, Heidelbach.

MM. le Prof. Roger, doyen de la Faculté, Bérard (de Lyon), Ambroise Rendu, conseiller municipal, Lafferre, sénateur, Walter Berry, Laurence Benet, Shoninger, Georges Risler, Alpy, conseiller municipal, Bar, Benouville, Bonhomme, Baud, Barbaud, Boccon-Gibod, Dr Botelho, Coutard, Cesbron, Decaille, Dr Rubens-Duval, Dr Schwartz, Steinheil, Dr Roussy, Prof. Reynès (de Marseille).

ALLOCUTION

de M. le Professeur HARTMANN

Monsieur le Ministre,
Mesdames, Messieurs,

L'absence de notre président, M. Godart, actuellement
en mission à l'étranger, vous privera du plaisir de l'entendre. Je
vous exprime ses regrets de ne pouvoir se trouver aujourd'hui
parmi nous. Vous me permettrez, au début de cette réunion,
de remercier M. le Doyen Roger, qui a bien voulu nous donner
l'hospitalité dans la salle du Conseil de la Faculté, montrant
ainsi l'intérêt qu'il prend au développement de notre Ligue.

Dans un instant vous entendrez notre trésorier, vous consta-
terez en l'écoutant que, jusqu'ici, nous n'avons pas cherché à
remplir notre bas de laine, mais lorsque notre secrétaire général lira son rapport, vous verrez que si nous n'avons pas accu-
mulé dans un coffre-fort des sommes considérables, les y laissant dormir, nous avons agi. Au lieu de thésauriser, nous avons
cette année dépensé largement une grande partie de nos ressources, nous avons, croyons-nous, rendu des services et, par
là même, nous avons rempli notre but. Nous comptons que
l'année qui commence nous apportera, en dehors de nos ressources régulières, de nouveaux dons qui combleront les vides
de notre caisse.

Dès aujourd'hui, j'ai le plaisir de vous annoncer qu'une
personne généreuse nous a remis, il y a quelques semaines,
40 000 francs, nous demandant de les consacrer au soulagement de malheureux cancéreux.

En notre nom à tous, je la remercie pour les malheureux
dont la triste situation sera, grâce à elle, adoucie.

En arrivant ici, je viens d'avoir l'agréable surprise de trouver un autre généreux donateur, M. Léonard Rosenthal, dont
tout le monde connaît les sentiments altruistes. Il nous avait
promis une perle d'une vingtaine de mille francs et il vient aujourd'hui même, à l'occasion de notre assemblée générale, de
me remettre cette précieuse pierre que voici au profit de notre

œuvre. Vous me permettrez de le remercier immédiatement.

Espérons que l'exemple de ces généreux donateurs sera suivi.

Je vous ai dit tout à l'heure que nous avions puisé largement dans nos réserves, pensant que l'action était le meilleur moyen de manifester notre existence. Quelques-uns de ceux qui s'intéressent à la Ligue croient cependant qu'il serait bon de ne pas vivre au jour le jour, de ne pas escompter chaque année des dons nouveaux ; ils pensent qu'il serait sage de constituer un fonds dont les revenus alimenteraient régulièrement notre budget. Un de nos amis, qui tient encore à garder l'anonymat, voudrait nous voir réunir cette année un capital d'un million. Il s'engage à verser à la fin de l'année, ou même plus tôt, 25 000 francs si nous recueillons une série de promesses de versements permettant d'atteindre le million. Je compte que vous voudrez bien, dans ce but, faire une propagande active et recueillir une série d'engagements de versements de sommes importantes nous permettant d'atteindre le but, étant entendu que les souscriptions ne deviendront effectives que si les engagements atteignent le million.

En dehors de nos cotisations régulières, des dons que nous recevons, nous aurons une liste à part, celle des souscriptions du million.

L'importance de notre Ligue, les services qu'elle a déjà rendus, ceux beaucoup plus grands qu'elle rendra, me font croire au succès. La présence de M. le Ministre Leredu établit l'intérêt que nous portent les pouvoirs publics. Nul n'était plus qualifié que M. le Ministre de l'Hygiène pour présider l'assemblée d'une ligue qui entame la lutte contre un des plus grands fléaux de notre époque.

Monsieur le Ministre, nous vous remercions d'avoir bien voulu venir ; votre présence nous est un grand encouragement ; nous sommes fiers de votre appui et vous remercions du grand honneur que vous nous avez fait en venant aujourd'hui parmi nous.

RAPPORT DE M. ROBERT LE BRET,
Secrétaire général

Monsieur le Ministre,
Mesdames, Messieurs.

En acceptant de présider notre assemblée générale, M. le Ministre de l'Hygiène nous donne un précieux témoignage de bienveillance et d'intérêt dont nous ne saurions trop le remercier, mais je vois là non seulement un geste d'approbation et d'appui, j'y trouve la marque d'une étape décisive dans la lutte que nous avons entreprise.

Nous en avons fini avec ce silence sinistre qui planait sur le cancer comme sur ces régions maudites où l'on craint de s'engager, dont on n'ose même pas murmurer le nom! Aujourd'hui, le Cancer est officiellement proclamé un fléau national ! Sans vouloir considérer ce grand résultat comme le fruit de nos seuls efforts, nous pouvons y trouver le signe certain que notre Ligue est bien née à son heure. Aussi allons-nous continuer avec ardeur notre dur labeur.

L'année 1920 a été marquée, pour notre Association, par un travail méthodique de propagande et d'organisation et, si vous voulez bien considérer la modicité relative de nos ressources et l'immensité de la tâche à accomplir, un développement qui nous permet d'envisager l'avenir avec bon espoir.

Notre Ligue a été reconnue d'utilité publique par décret du 22 novembre. Cet encouragement officiel nous a été d'autant plus agréable que nous avons conscience de le mériter et qu'il nous aidera à donner à notre œuvre l'envergure qu'il est nécessaire qu'elle prenne.

Nous avons pu constater que l'opinion publique commençait à comprendre l'importance du cancer, et l'urgence de le combattre.

Nous avons vu dénoncer le péril du cancer à la tribune du Sénat et du Conseil municipal de Paris, l'Assistance publique s'émeut de la situation et met à l'ordre du jour les idées que nous avons semées.

Souvent, maintenant, nous rencontrons dans les journaux des articles sur le fléau. Les Croix-Rouges, les grandes

Associations philanthropiques, les hôpitaux de bienfaisance
privée prennent intérêt à la question et se préoccupent de mar-
cher avec nous dans la voie du progrès. Quel chemin parcouru,
depuis qu'en 1918 notre Ligue jetait le cri d'alarme !

Mais la lutte contre un fléau aussi étendu, aussi redoutable et aussi mystérieux ne peut se faire que par étapes, en pro-
gressant pas à pas dans chacune des tranchées d'attaque qu'il
faut péniblement creuser.

Poursuivre des recherches scientifiques sur l'origine et les ca-
ractères du cancer.

Faire l'éducation du public, enseigner les premiers signes
du mal pour arriver à le combattre avant qu'il soit trop tard.
Réveiller l'attention et le zèle du monde médical et paramédical
en lui demandant des diagnostics précoces.

Créer des centres de traitements munis des derniers perfectionnements connus ; assister les malheureux hospitalisés et
les incurables.

Telles sont les têtes de chapitre du livre sur lequel nous
voulons, jour par jour, enregistrer un témoignage de notre
activité et inscrire un progrès.

Notre Ligue, hélas ! ne peut envisager, pour le moment,
la création, de toutes pièces, d'hôpitaux ou de laboratoires
lui appartenant en propre. Il faudrait pour cela réserver notre
action jusqu'à ce que nous ayons réuni des ressources colossales ;
le cancer n'attend pas, et nous devons agir de suite. Aussi
avons-nous pris le parti de l'action immédiate ; nous allons
droit à l'ennemi en utilisant ce qui existe, en le développant
et l'orientant dans les voies utiles ; en groupant tous les concours qui présentent les garanties de science, de compétence
pratique, de connaissances techniques, de dévouement et de
bonne volonté.

Nous aidons, dans la mesure de nos moyens, ceux dont
l'effort peut donner des résultats. Tout le monde peut venir à
nous, nous allons à tous. Nous apportons notre contribution
pécuniaire, notre encouragement, notre appui à tous les hommes, à toutes les œuvres de bonne volonté. Nous le faisons avec
un entier désintéressement, dans un esprit de pure philanthro-
pie et en pleine indépendance.

Sur ce chapitre, je me garderai de sortir de la réserve que me commande une prudente modestie. Je n'ai aucune prétention aux connaissances spéciales auxquelles on ne peut accéder que par des études longues et approfondies. Le langage même qu'emploient les savants et spécialement les médecins, pour échanger leurs communications, suffit à écarter du sanctuaire les simples profanes ; je n'interviens que pour vous indiquer les directives sages que nous suivons, justifier les dépenses que nous avons faites, et vous démontrer l'utilité de nous apporter, pour ce chapitre de notre budget, des ressources très abondantes.

La connaissance des origines et du développement du cancer peut seule nous donner la solution radicale du problème. C'est ainsi qu'ont été vaincues la variole, la rage, la diphtérie, la typhoïde. Il est donc capital d'encourager les recherches. De pareilles découvertes dépendent plus du génie des hommes que de la richesse du local où ils travaillent ; aussi nous attachons-nous, avant tout, à trouver des savants poursuivant avec passion, méthode et ténacité un labeur fécond.

Mais il faut leur donner des instruments de laboratoire, des produits de toute espèce, des animaux... il leur faut une indépendance de vie assurée... et vous connaissez l'augmentation du prix de toutes choses.

Ne pouvant tout prendre à notre charge, nous avons contribué pour une somme importante à l'entretien du Laboratoire de l'Hôtel-Dieu. Le D\u0072 Peyron y a continué les travaux de grande valeur qu'il a entrepris depuis plusieurs années et la collection de documents de premier ordre qu'il ne cesse d'augmenter.

Ses récentes publications sur le sarcome infectieux des oiseaux pourraient avoir une importance capitale au point de vue de l'origine microbienne du cancer.

Le D\u0072 Bothelho, dont le dévouement à la Ligue n'a jamais fléchi, a commencé des études notamment sur une réaction pour le séro-diagnostic du cancer, sur l'inoculation du " bacille tumefaciens " aux plantes et aux poissons et sur les cultures de parcelles de cancer dans un milieu spécial. Les travaux du

Dr Botelho, sa contribution aux charges du Laboratoire méritent le remerciement que je suis heureux de lui adresser.

Que de questions restent encore inabordées ou à peine
ébauchées et dont une étude méthodique s'impose !

De même, il n'existe sur le cancer que des statistiques
insuffisantes. Il y aurait à faire un travail de groupement et de
classement rationnels du plus haut intérêt.

Dans un autre ordre d'idées les recherches scientifiques
se poursuivent. Peut-être trouvera-t-on le remède du cancer
avant d'avoir découvert son origine ?

Vous savez quels espoirs on met dans les rayons X et le
radium ; le traitement par les premiers (rœntgenthérapie), par
le second (curiethérapie) a donné des guérisons, mais la connaissance de l'action de ces mystérieux agents est encore bien
imparfaite. La radioactivité est une science nouvelle qui a déjà ses
martyrs, hélas ! mais dont les horizons sont illuminés de lueurs
d'espérances. Le Service thérapeutique de l'Institut du Radium,
sous la direction de notre collègue M. Regaud que vous allez
entendre dans un instant, consacre de persévérants efforts à
pénétrer les secrets de cette force merveilleuse. La Ligue a
aidé d'une subvention les travaux qui s'y accomplissent au
moyen des rayons X et du radium.

Nos ressources ne nous ont malheureusement pas encore
permis de commencer le constitution d'une bibliothèque du
cancer. Cela est profondément regrettable, car vous comprenez
quel instrument d'étude, quel centre d'enseignement serait une
bibliothèque réunissant les publications du monde entier sur
ce sujet spécial. Le philanthrope qui voudrait consacrer la
somme nécessaire à une pareille fondation aurait toute notre
reconnaissance.

Propagande sociale.

Le cancer, à son début, est guérissable, soit que le chirurgien
l'extirpe radicalement, soit que, dans certains cas, le traitement
par les rayons X ou le radium détruise les cellules cancéreuses.

Être prévenu à temps, se soigner avant qu'il soit trop tard,
voilà donc le point capital !

Vous sentez ce qu'il y a de dramatique et d'angoissant dans le spectacle auquel nous assistons sans cesse : des malades arrivent à la consultation ayant encore l'apparence de la santé, inquiets déjà cependant, car je ne sais quel mystérieux instinct, malheureusement éveillé trop tard, les avertit qu'une chose grave se passe en eux. Le médecin les examine et, constatant que le mal est trop étendu pour être guéri, leur donne quelques bonnes paroles : " Reposez-vous, allez à la campagne, prenez des fortifiants, il n'y a pas de traitement à vous faire... pour le moment ". Ce sont là des malades condamnés dans un délai dont la durée est seule incertaine, suivant une évolution de souffrances dont la cruauté est inscrite d'une manière inexorable ; leur calvaire va commencer, puis se poursuivre jusqu'à la mort fatale. Si ces malades avaient su ! Si une de nos brochures ou un de nos tracts leur était tombé sous les yeux ! S'ils avaient lu ! S'ils avaient consulté leur médecin ! S'ils n'avaient pas suivi les conseils pernicieux de fabricants d'onguents ou de pommades soi-disant souveraines ! Si le diagnostic avait été soigneusement fait par une personne avertie !

Vous voyez l'importance de la propagande que nous faisons !

Vous connaissez nos publications. Aidez-nous à les répandre. Il faut qu'elles pénètrent partout.

Le cancer frappe dans le palais comme dans le taudis, dans les campagnes comme dans les villes, les femmes et les hommes, parfois même les enfants.

On nous dit : " Vous allez semer la terreur et tous ceux qui liront vos notices se croiront atteints. "

Il est nécessaire, bien entendu, de faire ces distributions avec un discernement judicieux, mais la politique de l'autruche n'a jamais donné de bons résultats.

Le jour où l'on parlera ouvertement du cancer comme maintenant de la tuberculose, la lutte sera plus facile car elle pourra se faire publiquement.

Loin de restreindre nos efforts, nous voulons les intensifier : nous voulons organiser dans les grands journaux et revues, pour le public ; dans la presse médicale, pour les médecins et surtout pour les infirmières, les sages-femmes, les garde-malades, une propagande rationnellement développée et périodiquement répétée.

Dans les uns, nous rappellerons les premiers signes du
cancer et la nécessité de la consultation opportune ; dans les
autres, nous répéterons qu'il faut des investigations complètes,
des inspections profondes, des décisions rapides et judicieuses.

Nous sommes heureux, à cette occasion, d'entrer en collaboration avec l'Association française pour l'étude du cancer. Cette
Association, notre ancienne de plusieurs années, est trop connue
pour que je célèbre ici les services qu'elle a rendus et qu'elle
rend toujours. Elle groupe les savants et les praticiens qui s'intéressent au cancer et son bulletin est indispensable à tous ceux
qui veulent suivre la question au point de vue scientifique.

L'Association a été, comme nous, frappée de la nécessité
d'enseigner au public, et de rappeler aux médecins le danger
des temporisations, et, pour le plus grand bien de tous, nous
avons décidé d'unir nos efforts pour une propagande commune.

Nous avons rencontré auprès des trois sociétés de Croix-
Rouge l'accueil le plus éclairé, l'aide la plus utile, la volonté la
plus ferme d'aborder la lutte contre le fléau.

L'U. F. F. a fait faire des conférences par des médecins
éminents, les Drs Roussy et Schwartz ; la S. B. M. par le Dr Gautier ; l'A. D. F. en annonce.

L'Hôpital-École des Peupliers reçoit des cancéreux et
a institué des cours. Désormais, les notions indispensables
sur le cancer seront données à toutes les infirmières appartenant
aux Sociétés de Secours aux blessés militaires ; c'est un grand
point acquis.

Nous avons trouvé une autre collaboration chez la Société
de Saint-Vincent-de-Paul. Ces dévoués visiteurs des pauvres,
qui pénètrent dans les milieux les plus déshérités, seront, eux
aussi, les ouvriers bienfaisants de la propagande salutaire.

Centres de traitement, chirurgif, radium, rayons X.

Les moyens que nous avons pour combattre le cancer sont :
la chirurgie, le radium, les rayons X. Ces trois armes ne donnent
leur plein rendement que si elles sont conjuguées. Les rayonnements préparent ou parachèvent l'œuvre de la chirurgie ;

la chirurgie permet ou complète le travail des rayonnements.

Je ne me permettrai pas de vous parler, au point de vue scientifique, du radium ou des rayons X. Je vous dirai seulement qu'actuellement il n'y a pas de thérapeutique complète du cancer sans rœntgenthérapie et curiethérapie.

Notre ambition est qu'il existe suffisamment de centres de traitement bien organisés et dotés des compétences nécessaires pour guérir tous ceux qui peuvent l'être.

Depuis mon dernier rapport un grand effort a été fait; je dois vous indiquer les progrès réalisés ou en voie de réalisation, avec notre collaboration, sous l'effet de nos suggestions, ou connus de nous et assurés de nos encouragements et de notre appui.

Je vous ai annoncé, l'an dernier, que la Ligue offrait à l'Assistance publique une contribution de 40 000 francs pour arriver à la création d'un service de radiumthérapie à l'Hôtel-Dieu. Les travaux sont en cours d'exécution et nous espérons l'ouverture prochaine des nouvelles salles.

Le Conseil municipal de Paris, sur l'initiative éclairée de M. Le Trocquer, et conformément au rapport de M. Calmels, a voté un crédit de 2 500 000 francs pour l'organisation de la curiethérapie. C'est là un sérieux progrès.

Je dois aussi mentionner la création d'un dispensaire, 9, rue du Texel, de 24 lits, prenant rang parmi les Associations Bellan, organisé et soutenu par Mme Blum-Ribes. Quelques lits gratuits sont réservés aux cancéreux indigents ; les modestes bourses peuvent s'y faire soigner et opérer à des conditions de prix que, seule, la générosité des fondateurs rend possibles.

Voilà donc un mouvement déclenché à Paris. Reste à l'organiser, le développer et le continuer.

En province, sauf bien entendu pour la chirurgie, presque tout reste à faire. Nous comptons sur la fondation de nos comités régionaux pour provoquer la création de centres de traitements spéciaux dans toutes les grandes villes.

Chaque courrier nous apporte des lettres nous demandant ce qu'on peut faire de tel ou tel malade, où l'envoyer, comment le faire soigner ?

Nous avons vu des malades devenir incurables pour avoir été ajournés, faute de lits disponibles ; nous en avons vu d'autres que le désespoir a menés jusqu'au suicide, et nous sommes encore obligés de répondre trop souvent: " Il n'y a rien, nous ne pouvons encore rien. "

Assistances. Incurables.

Nous avons largement étendu le rayon d'action de nos dames visiteuses et cette année nous pourrons l'agrandir encore, grâce à la générosité d'une bienfaitrice qui a offert à la Ligue une souscription de 40 000 francs à cette intention.

Dans les hôpitaux, nos dames reçoivent le meilleur accueil de tous les chefs de service auprès desquels elles sont accréditées. Elles sont reconnues de précieuses auxiliaires qui complètent, par un apport de bonté, de charité, de bienfaisance, l'œuvre du médecin et du chirurgien.

Nos dames font aussi des visites à domicile et nous nous efforçons d'organiser les pansements des malades qui ne peuvent être hospitalisés. Nous avons notamment obtenu le concours bénévole des infirmières visiteuses de l'Office d'Hygiène, dans la région de Levallois. Nous espérons pouvoir étendre cette collaboration aux différents arrondissements de Paris.

Donner une bonne parole à ceux qui souffrent, assurer une convalescence à ceux qui quittent l'hôpital après une opération ou un traitement, s'occuper d'enfants que les parents doivent abandonner sous l'impérieuse injonction de leur mal ; assister un mourant ; prendre en charge un malade pour rendre libre un lit anxieusement attendu pour une opération ; suivre, quelquefois seule, faute de parents, un convoi..., je n'en finirais point si je voulais vous dire tout ce que demande de démarches, de dévouement, d'ingéniosité, le rôle de sœur des pauvres de la dame visiteuse.

Un exemple, un seul ! Supposez, dans une mansarde aérée par une unique lucarne à tabatière, six personnes : une grand'-mère, un mari et sa femme, trois enfants dont l'aîné a sept ans. L'homme, deux fois trépané pour blessures de guerre, incapable de travailler. La grand'mère est atteinte d'un double cancer : un à la face, l'autre intérieur. Encore assez valide pour sortir, elle va régulièrement se faire panser à un dispensaire voisin, mais elle rentre aussitôt, rapportant dans la pauvre chau-

mière toute l'horreur de ses insupportables plaies. La mère,
sous l'effet d'une répulsion physique incoercible, d'une appré-
hension compréhensible pour ses enfants, menace de s'en aller.
Pour le mari, que décider ? Piété filiale, protection paternelle,
affection d'époux... Entre tous ces devoirs, que choisir ?... Ce
n'est pas pour vous apitoyer que je vous indique cette situation
d'angoisse et de détresse. Un cœur aussi averti que charitable
veille sur cette famille, mais c'est pour vous montrer dans quels
drames est appelée à intervenir la dame visiteuse.

Comment croire que cette dame que vous avez pu voir la
veille, sous l'éclat des lumières, dans le plus élégant déshabillage
à la mode, parée de pierreries et de fourrures, est la même que
vous rencontrerez le matin dans un taudis, ou bien revêtue
de sa blanche blouse d'infirmière de la Croix-Rouge, prêtant
toute son attention au plus horrible spectacle de cauchemar
qu'est le pansement d'une tumeur cancéreuse? La consolante
énigme du cœur féminin est tout entière dans ces contrastes.

C'est que les femmes, sous l'effet du grand souffle patrio-
tique, ont pris contact avec les plaies et les souffrances ; elles
se sont habituées aux soins, aux consolations, aux organisations
hospitalières. La guerre est finie, mais les maladies ne désarment
pas et la charité féminine comprend que sa mission continue et
que rien ne la remplace au chevet des malades.

La tâche la plus lourde est toujours l'hospitalisation des
incurables. Nous avons trouvé chez les grands hôpitaux de
bienfaisance privée la meilleure volonté et le plus vif désir de
nous aider. Le Calvaire, avec une inlassable charité a pris de nos
malades ; Saint-Joseph, Bon-Secours également. Je dois une
mention spéciale à l'hôpital Saint-Michel car il renferme l'asile
Saint-Vincent, la belle fondation de Mme Déroulède, pour les
cancéreux hommes et femmes inopérables. Je ne vous l'avais
pas signalé l'an dernier et je m'en excuse ; la militarisation de
l'hôpital avait suspendu son fonctionnement normal et, à tort,
je n'en ai pas parlé. Aujourd'hui, il a repris sa belle œuvre qui
doit être encouragée et soutenue.

La fondation date déjà de 1899 et je demande si, pendant
ces quelque vingt ans, tous ceux qui le pouvaient ont fait ce

2

qu'ils devaient pour étendre et développer cette fondation de charité éclairée et d'intelligence bienfaisante.

Pour les incurables, l'Assistance est en voie de créer un certain nombre de lits dans un grand hôpital parisien. Il est indispensable d'hospitaliser les indigents qui se trouvent dans cette misérable condition, mais qu'on nous permette de demander qu'on ne fasse pas des groupements considérables qui ne seraient que des dépôts de condamnés, perdus sans espoir. Ce serait trop dur, et pour ceux qui soignent, et pour ceux qui auraient perdu toute espérance. L'œuvre du Calvaire peut, par un miracle de charité, de piété et de volonté, de sacrifice, envelopper les malades que le médecin ne peut sauver, de linge toujours blanc et de consolations réconfortantes ; répandre autour d'eux une atmosphère de calme, de dignité et de résignation, mais il est impossible de généraliser de pareilles institutions. Pour l'Assistance publique, il y a, sinon mieux, du moins autre chose à faire.

Le cancéreux incurable parcourt, parfois, une longue étape avant d'être libéré de son martyre. Le médecin peut et doit travailler et s'instruire à son chevet. Comment atténuer les souffrances sans hâter la mort ? Comment endormir la douleur sans supprimer l'intelligence ni la volonté ?

Nous touchons là aux plus graves problèmes qui se posent à la science et... à la conscience du médecin. Ils méritent qu'on s'y attache. Le praticien qui consacrerait une partie de ses efforts à de pareilles recherches serait parmi les bienfaiteurs de l'humanité.

Avouons-le, Mesdames et Messieurs, la lutte contre le cancer est à peine ébauchée, nous avons employé quelques palliatifs, esquissé quelques organisations, sauvé quelques existences, mais le combat doit prendre une autre allure.

Il faut envisager le problème dans son entier.

Ensemble : UN HOPITAL, UN ASILE, UN LABORATOIRE, voilà, à notre sens, la conception d'une organisation complète.

L'HOPITAL, réunissant les compétences et les derniers perfectionnements techniques pour guérir, pour donner des années supplémentaires de vie.

L'Asile, pour soulager, pour entourer de soins pieux, ou au moins d'un encouragement moral, ceux dont la science désespère.

Le Laboratoire modèle, pour conquérir la découverte scientifique.

La maison ouverte à tous, aux riches, aux petites bourses, aux pauvres, chacun payant ce qu'il peut. Voilà l'organisation qui serait, suivant une locution imagée, " bien à la page ".

Comités de province. Effort international.

Il me reste à vous parler de l'extension que nous voulons donner à notre Ligue.

Nous travaillons à Paris et vous savez le programme méthodique de progrès que nous poursuivons, mais le cancer existe partout, il faut le combattre partout.

Nous avons préparé la création de Comités régionaux, et rédigé à cet effet un règlement extérieur que nous vous demandons d'approuver. Ce règlement prévoit pour les Comités une très large indépendance, tout en réservant les liens nécessaires avec le siège central.

On travaille partout en France, et nous voulons que là où l'on cherche, on sente un encouragement fécond. Nous n'avons pas la prétention de croire que les découvertes bienfaisantes naîtront ici ou là. En quelque lieu qu'elles se produisent, elles doivent être connues, contrôlées, appliquées et propagées.

Dans les grandes villes, il y a des savants et des praticiens excellents qui, eux aussi, se trouvent face à face avec le problème du cancer, à qui il faut du radium, des laboratoires, des rayons X, etc...

Les Comités de province se créeront en recevant du siège central des encouragements, des subventions, des publications et entretiendront ensuite, avec lui, une étroite correspondance.

Nous avons des Comités en préparation à Lyon, Marseille, Toulouse, Montpellier, Bordeaux, Rouen. Déjà, à l'instigation du Dr Bérard, un des dévoués fondateurs de la Ligue, une grande réunion a eu lieu à Lyon avec une conférence du Dr Regaud. De même, à Montpellier, le Dr Forgue, encore un de nos éminents amis, a fait une conférence et publié une brochure d'une admirable clarté enseignant "ce que le public doit savoir sur la question du cancer ". Voilà de précieuses semences. Nous vous demandons d'autoriser votre conseil à poursuivre la création de nos comités aussitôt que les circonstances permettront de trouver, sur place, les ressources nécessaires.

Nous avons, d'autre part, saisi de la question le Bureau international de la Croix-Rouge. Notre président a écrit dans *le Bulletin de Genève* de janvier dernier un article demandant que la lutte contre le cancer soit inscrite à l'ordre du jour des Croix-Rouges, au même titre que les autres grands fléaux. Notre voix ne peut manquer d'être entendue et nous espérons voir se faire une croisade mondiale.

J'ai presque terminé. Je vous ai montré ce que nous avons fait et ce que nous devons faire. De vous dépend ce que nous pourrons faire. Apportez-nous des ressources par vous-mêmes, par la propagande que vous ferez.

Nous avons besoin de tout : concours scientifiques, concours financiers, concours de dévouements ! Vous pouvez donner sous toutes les formes : apporter votre adhésion à la Ligue en vous inscrivant comme membre, donner une souscription avec une affectation spéciale (recherches scientifiques, bibliothèques, propagande, achat de radium) ; mettre à notre disposition des lits dans les hôpitaux, ou une somme suffisante pour en assurer l'entretien ; vous inscrire comme visiteur ou visiteuse, ou comme infirmière ; répandre notre tract, nous faire connaître.

Que toute personne qui a vu mourir ou souffrir du cancer vienne à notre Ligue.

Excusez-moi, Mesdames et Messieurs, d'avoir été un peu long. C'est que j'ai conscience de la lourde responsabilité que j'ai assumée. Si j'ai mal plaidé la cause des cancéreux, hélas ! ce sont eux qui en pâtiront et tous nous sommes menacés. Qui sait lequel d'entre les êtres qui nous sont chers, d'entre nos parents, d'entre nos amis, lequel d'entre nous est marqué pour être sa victime !

SITUATION FINANCIÈRE

ENSEMBLE DE L'ANNÉE 1920

	DÉPENSES	RECETTES
SOLDE CRÉDITEUR		98.491 25
RECETTES.		41.304 05
DÉPENSES	81.437 11	
SOLDE CRÉDITEUR	58.358 19	
	139.795 30	139.795 30
SOLDE A NOUVEAU.		58.358 19

MONTANT DE LA DOTATION
au 31 Décembre 1920

Dotation d'après les statuts	21.400	»
Rachats de l'année 1920.	7.600	»
1/10 du revenu net, soit 1.555 65 : 10 $=$ . . .	155	65
	29.155	65

BILAN

ACTIF			PASSIF		
Valeurs mob. nat.	21.310	»	Dotation	29.155	65
Compte-courant .	36.943	84	Fonds de réserve		»
Espèces.	104	35	Disponible. . .	29.202	54
	58.358	19		58.538	19

Conformément aux statuts et suivant décision du Conseil soumise à la ratification de l'Assemblée générale, il est porté au compte " Dotation " :

1º Le montant non employé des rachats antérieurs au 1er janvier 1920	90	»
2º Le montant des rachats de l'année 1920 . .	7.600	»
3º Le 1/10 du revenu net.	155	65
Soit au total	7.845	65

Cette somme devant être employée en valeurs garanties par l'État français, le Conseil a décidé d'acheter des Obligations Orléans 5 %. Il a été procédé déjà à l'achat de 17 obligations, au prix de 6.018 francs. L'achat du solde est en cours d'exécution.

Le Bilan, après approbation de l'Assemblée générale, se
trouvera ainsi établi :

BILAN

ACTIF			PASSIF		
Valeurs mob. nat.	27.328	»(1)	Dotation	29.155	65
Compte-courant.	30.925	84	Fonds de réserve	»	
Espèces	104	35	Disponible . . .	29.202	54
	58.358	19		58.358	19

PROJET DE BUDGET POUR L'ANNÉE 1921
ACTIF DE LA LIGUE AU 31-12-20

CAPITAL INALIÉNABLE :

Portefeuille.	27.328	»
Fonds à placer.	1.827	65
Total	29.155	65
	29.202	54

CAPITAL LIBRE. 29.202 54

RECETTES PRÉVUES POUR 1921 :

1º Don annoncé	40.000	»		
2º Dons divers.	25.000	»		
3º Cotisations.	12.000	»		
4ª Rachats.	8.000	»		
5º Revenus des fonds.	2.000	»	87.000	»
				116.202	54

DÉPENSES PRÉVUES POUR 1921 :

1º Subventions :				
a) Recherches scientifiques. .	12.000	»		
b) Radium, rayons X. . . .	12.000	»		
2º Assistance.	12.000	»		
3º Propagande	10.000	»		
4º Personnel.	6.000	»		
5º Frais divers	1.500	»	53.500	»
EXCÉDENT AU 31 décembre 1921			62.702	54

(1) Ces valeurs sont ainsi composées :

42 obligations Crédit National 1919.	21.000
1 obligation Ouest ancienne.	310
17 obligations Orléans 5 0/0	6.018
	27.328

RAPPORT FINANCIER
par M. Jacques WORTH, trésorier

Monsieur le Ministre,

Mesdames, Messieurs,

J'ai l'honneur de vous rendre compte des opérations financières exécutées pour le compte de la Ligue Franco-Anglo-Américaine contre le cancer pendant l'année 1920. Je mettrai en regard de chaque chapitre les chiffres de l'exercice précédent :

RECETTES	1920		1er mars 1918 au 31 décembre 1919	
Cotisations	10.385	»	6.545	»
Rachats de cotisations	7.600	»	21.400	»
Dons	21.758	40	99.430	»
Intérêts de compte-courant .	918	90	549	65
Recettes diverses.	641	75	70	»
Total	41.304	05	127.994	65

DÉPENSES		1920			
Subventions					
Assistance publique . 40.000					
Institut Radium. . . 12.000					
Laboratoire cancer. . 12.200		64.200	»	20.900	»
Propagande		9.681	90	5.451	50
Frais de bureau et divers. . .		7.555	21	3.151	90
Total		81.437	11	29.503	40

Les recettes de l'année 1920 ont donc été inférieures de 86 690 fr. 60 à celles de l'exercice précédent, et les dépenses, supérieures de 51 933 fr. 71 à ce même exercice. L'encaisse au 31 décembre dernier était de 58 358 fr. 19 alors qu'il était de 98 491 fr. 25 le 31 décembre 1919.

Ces chiffres n'appellent pas de longs commentaires. Leur éloquence un peu aride nous démontre à quel point notre Ligue a besoin des efforts de chacun.

D'aucuns l'ont compris ; et si je ne puis pas faire état dans les recettes de cette année 1920 d'un don magnifique qui nous a été fait depuis le 1er janvier 1921, je crois devoir néanmoins vous signaler que nous avons reçu, d'ores et déjà, d'une bienfaitrice qui ne veut pas être nommée, une somme de 40 000 francs destinée spécialement à la partie "Assistance" de notre Ligue.

D'autre part, je signalais la situation de notre Ligue à un homme qui s'est toujours intéressé à toutes les œuvres philanthropiques. Je lui parlais de la nécessité d'avoir le plus rapidement possible un capital nous permettant d'instituer une fondation portant le nom de notre association et qui matérialiserait aux yeux du public les efforts que nous avons déjà faits. Je suis heureux de pouvoir vous faire part de la proposition suivante qui m'a été faite par cette personnalité, qui désire pour le moment conserver l'anonymat, à savoir qu'elle est disposée à mettre à la disposition de la Ligue une somme de 25 000 francs si, d'ici le 31 décembre 1921, trente-neuf souscriptions analogues permettaient de recueillir un million.

Ce beau rêve peut paraître chimérique. Il ne dépend pourtant que de vous, Mesdames et Messieurs, qu'il se réalise !

Le Président met aux voix la résolution suivante :

L'Assemblée générale approuve le rapport du Conseil, les comptes de l'année 1920 et le projet de budget de 1921.

Cette résolution est votée à l'unanimité.

Le Président soumet à l'Assemblée le Règlement extérieur proposé par le Conseil, et met aux voix la résolution suivante :

L'Assemblée approuve le Règlement extérieur dont les termes ont été arrêtés par le Conseil et autorise la création de Comités régionaux dans les villes où leur fondation dans les conditions de ce règlement sera possible.

Cette résolution est votée à l'unanimité.

QUELQUES ASPECTS
DES PROBLÈMES
ET DES ŒUVRES
DANS LA LUTTE
CONTRE LE CANCER

PAR

le Dr Cl. REGAUD

Directeur du Laboratoire de Biologie et du Service

de Thérapeutique.

A L'INSTITUT DU RADIUM DE L'UNIVERSITÉ, PARIS

Monsieur le Ministre,

Mesdames, Messieurs,

Certaines circonstances m'ont permis, depuis deux ans, d'examiner, d'étudier à divers points de vue, souvent de traiter et de suivre un nombre exceptionnellement grand de cancéreux pauvres. Quelques-uns des problèmes que pose le cancer dans l'ordre pratique me sont, en raison de cela, devenus familiers. Je crois qu'il est nécessaire et opportun de les exposer avec franchise, devant les personnes de bonne volonté que groupe, à des titres divers, la lutte contre le fléau.

Les circonstances qui m'ont permis de multiplier mes observations sur le cancer sont : l'orientation donnée aux travaux du département biologique et médical de l'Institut du Radium à Paris et la création d'un service de cancéreux à l'Hôpital Pasteur. Il est utile d'en dire d'abord quelques mots.

I. — ORIENTATION DES TRAVAUX DU DÉPARTEMENT BIOLOGIQUE DE L'INSTITUT DU RADIUM

Douze ans après la découverte du radium par les Curie, l'Université de Paris voulut consacrer à la radio-activité et à ses applications biologiques et médicales un établissement spécial. En août 1914 cet établissement, l'Institut du Radium, lentement et petitement construit, était presque prêt. La guerre ne lui permit de commencer à fonctionner qu'au début de l'année 1919. Après ce retard désastreux de près de cinq années, ses directeurs firent l'inventaire des besoins des sciences qu'ils ont la charge de faire progresser ; ils examinèrent dans quelles directions il convenait de travailler de préférence pour rattraper l'avance perdue, et de quelles ressources ils disposaient.

En ce qui concerne le département biologique et médical, il fut reconnu qu'il était nécessaire et urgent de concentrer tous les efforts sur la thérapeutique du cancer par les radiations. Pourquoi ? Parce que là se trouve la plus importante de toutes les applications actuellement connues de la radio-activité ; parce que la France y a tenu le premier rang ; parce

qu'à l'étranger la technique et l'organisation de la Curiethérapie et de la Rœntgenthérapie ont fait depuis dix ans d'im-
menses progrès ; parce que, tandis que les médecins et les
malades ont leur attention attirée fortement vers l'utilisation
des radiations, il faut que l'unique établissement public consa-
cré en France à l'étude des applications médicales du radium
remplisse son rôle de direction et de contrôle scientifique.

Voilà pourquoi, concurremment avec la radiophysiologie,
la radiothérapie devint une préoccupation dominante du Laboratoire Pasteur de l'Institut du Radium.

A ce moment même, en janvier 1919, le baron Henri de
Rothschild eut la générosité de nous donner 1 gramme de
bromure de radium qu'il avait prêté au service de santé militaire pendant la guerre ; cette provision, ajoutée à 1 gramme
de radium-élément — fruit du travail des Curie, donné à notre
Institut par Mme Curie — servit et sert encore au traitement
des malades.

2. — L'ORGANISATION DE LA RADIUMTHÉRAPIE.
LE SERVICE DE CANCÉREUX DE L'HOPITAL PASTEUR.

Je proposai d'abord à la commission désignée par M. de
Rothschild de continuer aux hôpitaux de l'Assistance publique le mode de concours qui leur était donné depuis si long-
temps par les premiers pionniers de la Curiethérapie en France,
notamment par Dominici, ses collaborateurs et ses élèves. Il
consistait à nous transporter, moi-même et mes collaborateurs,
portant les appareils radio-actifs tout prêts, dans chaque service des hôpitaux où notre collaboration était demandée.

Ce système avait l'avantage de suppléer à l'absence d'organisation. J'en fis loyalement l'essai pendant quatre mois.
Au bout de ce temps, je constatai qu'il est à tous les points de
vue absolument mauvais. Plutôt que de continuer ainsi, j'aurais
renoncé au radium de M. de Rothschild et à la Curiethérapie,
si une organisation différente n'avait pas été réalisable. La
dispersion du travail, la circulation des appareils radio-actifs
et des médecins spécialistes ne sont, en effet, acceptables que si
l'on se résigne à ne traiter qu'un nombre infime de malades ;
le rendement pratique est déplorablement faible ; les conditions

d'observation scientifique et les progrès sont très difficiles ;
la coopération des laboratoires, de la clinique et de la rœntgé-
nologie est tellement laborieuse qu'elle est impraticable.

M. Roux, directeur de l'Institut Pasteur, dont dépend le
département biologique de l'Institut du Radium, reconnut la
nécessité d'un changement de système et l'importance des problèmes thérapeutiques qu'il s'agissait de résoudre ou de mettre
au point. En attendant mieux, il créa dans l'hôpital Pasteur,
d'accord avec M. L. Martin, directeur de l'hôpital, un premier
service de 15 lits pour le traitement du cancer. M. H. de Rothschild acquiesça à notre effort d'organisation et s'y intéressa.

Notre bel hôpital est parfaitement approprié à la desti-
nation spéciale des maladies infectieuses, mais le service des
cancéreux y est incomplet et médiocrement installé : consultation incommode, hospitalisation trop restreinte, pas de locaux
opératoires, pas de rœntgenthérapie. Malgré ces graves imper-
fections, beaucoup de bien y a été fait, dont l'Institut Pasteur
doit être chaudement remercié. Nous avons montré la voie à
suivre dans l'organisation qui s'impose ; des milliers de malades
ont passé à notre consultation ; des centaines ont été traités ;
des progrès techniques importants ont été réalisés ; plus de
100 médecins français et étrangers ont vu ou suivi un travail
dont absolument rien n'a été caché ; les méthodes nouvelles
et les moyens de traitement ont été libéralement répandus.

C'est de la riche moisson de documents et d'observations
de toutes sortes, dont le service de cancéreux de l'Hôpital Pasteur a été l'occasion, que j'extrais la substance de cette conférence.

3. — LE CANCER RECONNU TROP TARD

Interrogeons les dix ou vingt femmes qui se succèdent à
chaque consultation sur la table d'examen gynécologique ;
demandons-leur quels ont été les premiers signes du cancer
qu'elles portent, et à quel moment elles sont venues au chirurgien ou au radiothérapeute. Réponses terribles : plus de la
moitié de ces femmes se sont montrées pour la première fois
alors qu'aucune opération chirurgicale n'était déjà plus possible ; plus du tiers, alors qu'aucun traitement radiumthéra-

peutique capable d'amener une rémission durable ne pouvait être entrepris ! Pourquoi ? Parce que, soit (le plus souvent) par leur propre négligence, soit par la négligence ou l'incompétence du médecin auquel elles se sont en premier lieu confiées, plus rarement parce qu'elles ont refusé l'opération qui leur était proposée, elles ont laissé grandir le mal qui les mène implacablement à la mort, sans se douter qu'elles perdaient l'unique et brève occasion de salut !

Nous touchons ici au premier objet, au plus important devoir d'une association créée dans le but de lutter contre le cancer ; obtenir des malades et des médecins le diagnostic précoce d'où découle le traitement précoce, seul définitivement efficace, en l'état actuel de nos moyens.

Interrogeons maintenant les hommes qui, cinq ou six à chaque consultation, viennent montrer leur bouche. Au contraire des femmes de tout à l'heure, qui ne se sont pas doutées du début de leur mal, parce qu'elles ne souffraient pas et parce qu'elles ne voyaient que des symptômes banaux, ces malades ont reconnu dès le premier instant l'ulcération par laquelle a débuté le cancer. Presque tous en ont été inquiets et ont consulté un médecin. Mais trop souvent celui-ci n'a pas su exactement ce dont il s'agissait, ni ce qu'il fallait faire. Tirant argument de ce que les mauvaises dents, l'excès de tabac et surtout une syphilis ancienne sont des facteurs étiologiques très importants du cancer de la langue, ils ont donné des conseils anodins ; ils ont recherché la preuve de la syphilis, puis ils l'ont longuement traitée. Tout cela a occupé le patient ; mais en *gagnant* du temps — suivant la singulière expression que nous avons en pareil cas quelquefois entendue, — ils ont fait *perdre* à leur client — et combien tôt ! — l'occasion fugitive de guérir par l'exérèse chirurgicale précoce la petite ulcération maligne. N'est-il pas évident cependant, dans un cas de cancer comme dans un incendie qui va dévorer une maison, que la recherche des causes n'importe plus ? Quand le cancer est né, il faut sans perdre un jour faire le diagnostic et procéder au traitement radical. Or, le traitement antisyphilitique d'épreuve n'est pas un bon moyen de diagnostic, et, en matière de cancer, il est exactement le contraire d'un bon traitement.

Cela est simple, sûr, connu : cependant des médecins de très bonne foi ne le savent pas.

Je pourrais tirer des exemples analogues d'autres espèces ou localisations du cancer. Le temps me manque. Résumons donc ce premier chapitre : *il faut instruire " tout le monde " de la nécessité de dépister le cancer tout à fait à son début, parce qu'il n'est curable qu'à ce moment, il faut instruire spécialement les médecins de ce qu'ils ont à faire pour diagnostiquer le cancer et le faire traiter immédiatement.*

Laissons là l'enseignement des médecins sur lequel j'aurai à revenir, et voyons comment on peut avertir " tout le monde ". Les moyens employés jusqu'ici, et dans quelle faible mesure ! sont fort honnêtes mais insuffisants. Je fais allusion aux affiches que la pluie détruit ou que d'autres affiches recouvrent, aux tracts que l'onm et au panier. Ce sont là sur l'opinion publique de tout petits coups utiles, certes ! mais rares et discrets. Il faut beaucoup de coups, frappés très fort et indéfiniment répétés. Le moyen ? Il y en a un, que je crois excellent.

Ouvrons un journal politique quelconque, le plus honnête du monde. Ses pages contiennent en abondance, à l'usage des malades, des réclames où le cancer est fréquemment visé. Je les caractériserai en peu de mots : elles nous démontrent l'infamie des charlatans qui les paient, l'inconscience des administrations de journaux pour qui elles sont une source impure de revenus, la sottise des pauvres gens qui leur font confiance.

La Presse est comme la langue dont le vieil Ésope a dit qu'elle est tout à la fois la meilleure et la pire des choses. Pourquoi nous autres, qui travaillons pour la vérité, laissons-nous la Presse à la seule disposition des menteurs ? La Presse, au prix d'un argent cette fois-ci généreusement dépensé et honnêtement gagné, insérera ce que nous voudrons. Faisons-lui donc répéter tous les jours, pendant des années : " Le cancer est guérissable quand il est traité près de son début et comme il faut. Pour cela, il faut le reconnaître sans aucun délai. Il vaut mieux consulter le médecin dix fois inutilement que de le consulter une fois trop tard. Informez-vous des signes qui peuvent faire craindre un cancer. Par-dessus tout, méfiez-vous des charlatans. "

Et qui signera de semblables avis ? Qui en prendra la responsabilité ? Non pas un homme, non pas un nom, quel qu'il
soit ! Mais ces collectivités au-dessus de tout soupçon d'intérêt personnel, qui sont les conseillers naturels de " tout le
monde " et de l'État. Elles s'appellent : l'Académie de Médecine, les Facultés de Médecine, l'Institut Pasteur, l'Association française pour l'étude du Cancer, la Ligue franco-anglo-
américaine contre le Cancer, la Société de Chirurgie, les Sociétés médico-chirurgicales de province, etc.

Voilà la campagne qu'il faut faire. Elle est facile. Elle a
une belle allure de guerre à l'escroquerie et à l'exploitation de
la misère humaine. Elle aura pour elle tous les médecins. Elle
sauvera par an des milliers d'existences (1).

4. — LE CANCER, DIFFICILE A TRAITER, N'EST PAS TOUJOURS BIEN TRAITÉ.

Il n'y a, pour le moment, que deux procédés de traitement
capables de *guérir* un cancer quand il en est encore temps :
l'amputation ou la destruction massive du territoire infesté et,
dans certains cas, la stérilisation du tissu cancéreux par les radiations. Tout le reste n'est que soulagement ou illusion.

Cela posé, revenons aux cancéreux de toutes sortes qui
se pressent à la consultation ; faisons-nous expliquer quel traitement on leur a déjà fait, et examinons-les.

Quand nous aurons répété cette investigation sur des centaines de malades, et si nous en avons interprété les résultats
avec sagacité et prudence, nous serons exactement renseignés
sur les échecs actuels de la thérapeutique du cancer. Nous ne
serons pas documentés sur ses succès (il y en a, heureusement,
beaucoup) : car les malades qui viennent à nous appartiennent

---

(1) Depuis vingt ans, dans tous les pays civilisés, de nombreuses
campagnes ont été menées auprès des médecins et du public pour le diagnostic et le traitement précoces du cancer. De bons résultats ont été
obtenus, notamment en Allemagne, en Autriche, en Suisse, en Angleterre, aux États-Unis d'Amérique. En France, les tentatives méritoires
de l'*Association française pour l'étude du cancer*, de *la Ligue Franco-Anglo-
Américaine contre le cancer*, n'ont pas eu le développement, ni la persé-
vérance indispensables. Il y a de bonnes raisons d'espérer un effort prochain et plus efficace.

presque tous, naturellement, à la catégorie des mauvais cas ; ce sont, en majorité, les cancers tardivement reconnus et pour ainsi dire les résidus de la thérapeutique.

Avant de porter un jugement, n'oublions pas que le cancer abandonné à son évolution spontanée ne guérit jamais ; que très fréquemment le médecin travaille avec la seule perspective de soulager le cancéreux, sachant bien que son cas *n'est plus* curable ; enfin que, dans une maladie que tout concourt à rendre très difficile à traiter, l'erreur ne peut être que fréquente et qu'elle est excusable.

Quel a donc été le rôle de la *chirurgie* et des *radiations* chez nos cancéreux ?

Dans le plus grand nombre des cas qui nous arrivent inopérables, la chirurgie n'a pas eu à intervenir. Les autres cas représentent des récidives après opération. Intéressons-nous à ces derniers.

Parmi la classe pauvre de Paris, dont les cancéreux sont opérés dans les services hospitaliers de l'Assistance publique ou des grands hôpitaux privés, la technique apparaît presque toujours avoir été telle qu'on doit la souhaiter. Il en est certainement de même dans les grandes villes. Souvent encore tel cas témoigne à un œil exercé, de la compétence, de l'habileté et du mérite d'un chirurgien isolé, opérant dans une petite localité, loin des centres de perfectionnement.

Mais il n'est malheureusement pas rare de constater des résultats d'opérations parcimonieuses, des ensemencements indubitables de cancers qu'un opérateur compétent eût facilement évités.

C'est que la médecine opératoire du cancer, souvent tentante par son apparente simplicité, est, en réalité, toujours difficile.

Les progrès de la chirurgie ont éliminé la douleur, l'infection, l'hémorragie, les accidents immédiats. Mais beaucoup de chirurgiens, notamment parmi ceux que la guerre a formés, ont besoin d'apprendre que, *pour bien réussir la cure opératoire d'un cancer, l'asepsie microbienne ne suffit pas ; il faut lui ajouter l'asepsie cellulaire*, plus difficile, qu'on réalise en enlevant largement, et, en bloc, sans l'ouvrir, tout le territoire infesté.

C'est pourquoi nous voyons, avec des sutures impeccables,

un si grand nombre de cancers petitement opérés, de ganglions étroitement disséqués, de tumeurs simplement tranchées, bref, d'ensemencements opératoires, dont l'effet a été de transformer le plus facilement du monde un cancer limité, qui était curable, en un cancer diffusé, qui ne le sera plus.

D'autres cancéreux, opérables ou non, ont été traités par les radiations : rayons X ou radium. Nous n'avons pas fréquemment l'occasion de voir les résultats de la Curiethérapie, à part ceux obtenus par nos propres moyens. Mais nous avons vu beaucoup de cancéreux traités par les rayons X. Cela, parce que, dans l'imagination populaire, et aussi dans l'opinion des médecins, le radium est le "supérieur" des rayons X, l'ultime remède au-dessus duquel il n'y a plus rien, l'extrême-onction médicale des cancéreux. C'est pourquoi tant d'épaves viennent au radium gratuit.

Or, ce que tout le monde peut constater à la consultation m'oblige à dire que trop de médecins pratiquent le radium ou les rayons X sur des cancers, de bonne foi sans doute, mais avec une préparation, une compétence, un outillage nettement insuffisants.

La bonne volonté, du radium ou un appareil à rayons X, quelque connaissance des propriétés des radiations, une notion du cancer, ne suffisent pas ou ne devraient pas suffire pour s'attaquer à une maladie aussi difficile, ni pour s'adonner à des branches aussi spéciales et aussi peu fixées de la thérapeutique. Malheureusement les malades et beaucoup de médecins ne savent pas cela.

Il serait nécessaire que la méfiance de la facilité apparente et trompeuse de la radiothérapie du cancer pénétrât de plus en plus dans l'esprit des médecins. Or, il semble que nous allions en sens inverse ! Tout médecin ne tient-il pas de son unique diplôme le droit de pratiquer toutes les branches de la thérapeutique ? Le radium, l'émanation, le mésothorium ne sont-ils pas des " médicaments " ?

C'est sur ces deux postulats, exacts si on les prend à la lettre, faux si on en considère l'esprit, que se fonde la nouvelle tentation à laquelle sont exposés médecins et malades : d'une part, de puissantes entreprises commerciales (parfois même des sociétés de médecins) offrent à tout le monde, en location, l'instrumentation nécessaire (et prétendue suffisante) au traitement du cancer par la Curiethérapie ; d'autre part, des médecins, sans avoir acquis au préalable les connaissances indispensables, croient tout bonnement qu'il suffit de placer dans l'utérus ou dans son vestibule un ou plusieurs de ces tubes de radium, en apparence si inoffensifs et qu'on dit si efficaces, pour guérir un cancer de cet organe ! Et s'ils ont quelques hésitations, un élégant petit manuel de radiumthérapie, sur papier glacé, en quelques pages, prétend leur apprendre tout ce qu'il faut savoir ! Au besoin même, un " conseiller technique " guidera leur incertitude, de son cabinet ! ·

C'est ainsi que la thérapeutique du cancer par les corps radioactifs tend à sortir du domaine des spécialistes véritables, pour entrer tout simplement dans la grande " affaire " des spécialités pharmaceutiques.

Cet apparent progrès, qui se répand sur la France entière, est en réalité le prodrome d'un recul dans le traitement des cancéreux. Les médecins et les chirurgiens sérieux, ceux que retient la méfiance de l'inconnu et que ne tente pas l'appât du gain, c'est-à-dire le plus grand nombre, verront venir à eux les épaves de la Curiethérapie mal faite : les brûlures, les cancers à allure ulcéro-nécrotique, surtout les poussées néoplasiques succédant aux diminutions de volume passagères, inconsidérément prises pour des améliorations. Plus tard — souhaitons que cela soit bientôt — on reconnaîtra que la latence d'effet des applications radio-actives ne fait que reculer l'échéance des responsabilités, — que l'incurabilité du cancer masque facilement l'impéritie technique, — que le tâtonnement dans l'administration des doses de rayonnement, loin d'être un effet de la prudence ou de l'habileté, rend souvent incurables des cancers qui ne l'étaient pas. En attendant, la thérapeutique par les foyers radio-actifs en sera quelque peu discréditée, et un malentendu singulier s'élève déjà entre chirurgiens, spécialistes et hommes de recherche scientifique.

En matière de Rœntgenthérapie, les dangers sont du même ordre, un peu différents. Il y a des radiologistes, dont la guerre a augmenté le nombre, nantis d'un appareillage convenable pour le radiodiagnostic, mais absolument insuffisant pour la Rœntgenthérapie ; ils entreprennent le traitement du cancer dont ils ne connaissent pas assez les propriétés, par de petites irradiations bien prudentes, indéfiniment répétées. On obtient ainsi souvent (mais pas toujours) la cicatrisation des épithéliomes les plus bénins de la peau et la " fonte " des plus sensibles des sarcomes ; on fait diminuer de volume, pour un temps, quelques cancers du sein. C'est peu, en regard de ce qu'une conduite de traitement rationnelle, avec une technique plus puissante, permettrait de faire. S'il s'agit de malades qui étaient déjà inopérables ou incurables lorsque le traitement a été entrepris, les conséquences de cela sont sans grande importance ; malheureusement, on voit des cancers qui eussent été guérissables par la chirurgie ou par la Rœntgenthérapie correcte, et qui ont été transformés en cancers incurables.

La situation résultant d'une thérapeutique inexpérimentée n'est sans doute pas spéciale au cancer ; mais elle est particulièrement grave dans le cas de cette maladie, en raison de la marche du mal vers l'incurabilité, et du préjudice exceptionnellement grand que causent au malade l'occasion perdue et le traitement mal fait. En matière de cancer encore curable, l'occasion perdue ne se retrouve jamais ; un traitement mal fait équivaut généralement à une condamnation sans appel. Dans aucune autre maladie, la thérapeutique ne présente, à beaucoup près, ce caractère d'un irrémédiable destin.

Cette situation appelle les remèdes d'ordre général auxquels j'ai déjà fait allusion : un meilleur enseignement, une organisation.

On pourrait penser à l'institution d'un diplôme spécial pour les médecins radiologistes. Quant au commerce des corps radio-actifs, qui sont des agents très dangereux, on peut aussi rêver de restrictions, comparables à celles qui entourent la vente des toxiques, ou bien la fabrication des vaccins et des sérums.

Il me semble, au contraire, qu'il vaudrait mieux laisser à chacun, malade ou médecin, la responsabilité de son choix ou de ses actes ; que l'enseignement et que l'exemple, tels qu'ils pourraient être donnés dans des services publics, sauvegarderaient la liberté, créeraient l'émulation vers le progrès et réduiraient la part de l'incompétence.

5. — LA COMPLEXITÉ DE LA THÉRAPEUTIQUE DU CANCER. LE GROUPEMENT DES RESSOURCES.

Revenons aux cancéreux. Leur interrogatoire et leur examen nous ont fait entrevoir quelques points capitaux de l'œuvre à réaliser. Il y aurait bien d'autres enseignements à en tirer, mais le temps me presse. Demandons-nous maintenant : Que pouvons-nous faire à ces malades ?

Pour quelques-uns, c'est à la chirurgie seule qu'il faut recourir. Comme nous ne voyons à l'Hôpital Pasteur que 5 p. 100 environ de cas opérables, la clientèle que nous pouvons adresser aux chirurgiens n'est pas nombreuse.

Pour d'autres, en faveur desquels le chirurgien seul ne peut rien, la chirurgie associée au radium ou aux rayons X pourrait beaucoup. Dans un hôpital organisé selon les concepts " d'avant-garde " de la thérapeutique anticancéreuse, la chirurgie prendrait dans le traitement du cancer une place plus grande que celle qu'elle y a jamais tenue ; on ferait moins d'amputations de tumeurs, on ferait une chirurgie d'accès hardie, variée, intéressante. Mais pour cela il faut une équipe de compétences diverses, dans un établissement pourvu de tout le matériel, de toute l'organisation indispensables. Voilà dix-huit mois que nous cherchons à procurer à l'Institut du Radium l'établissement nécessaire : nous n'avons pas encore réussi. Nous avons déjà beaucoup de choses... sauf en quantité suffisante l'argent, sans quoi l'on n'achète pas et l'on ne fait pas fonctionner un hôpital. Alors, la chirurgie ne rend à nos cancéreux qu'une faible partie des services qu'elle serait capable de donner.

Il nous reste le radium et les rayons X. Sauf pour l'installation matérielle de l'atelier de préparation des appareils et des salles d'application, nous n'avons pas trop à envier à personne au point de vue de la Curiethérapie. Il n'en est pas de même pour les rayons X : nous n'avons qu'un poste (1) et il est à l'Institut du Radium, c'est-à-dire à plusieurs kilomètres de l'hôpital !

Notre installation pour la radiumthérapie ne peut suffire qu'au dixième — au plus — des malades qui nous sont adressés ! Notre poste de rayons X ne peut traiter qu'un sur vingt des malades que l'on pourrait soulager et quelquefois guérir ! Donc, parmi les malheureux qui pourraient bénéficier de nos moyens, nous devons faire un choix cruel. Il nous est arrivé d'avoir dix ou quinze femmes atteintes de cancer, attendant leur tour d'être convoquées pour occuper l'un des *six lits* où elles peuvent être reçues. Or, souvent un mois de délai transforme un cancer traitable en un cancer qui ne l'est plus!

Puis-je écrire que, jusqu'à présent, l'Assistance publique de Paris ne possédait pas une parcelle de radium ? que si elle possède un grand nombre de postes radiologiques où l'on peut faire dans de bonnes conditions le radiodiagnostic en général et le traitement des affections bénignes, elle n'a, par contre, aucune installation convenable pour le traitement des tumeurs malignes, profondes ou résistantes ? Il n'existe pas encore dans les hôpitaux de Paris un seul service où l'on puisse faire le traitement du cancer par les méthodes associées!

Cet état de choses — extraordinaire, en comparaison de ce qui existe à l'étranger — va, heureusement ! cesser : des crédits ont été donnés par la Ville pour acheter du radium et pour organiser des services spéciaux.

Il ne saurait y avoir désormais d'organisation sérieuse de la thérapeutique du cancer, sans concentration des ressources et sans coordination des compétences. Comme était la chirurgie de guerre, le *traitement du cancer est affaire d'équipes thérapeutiques.* La complexité des agents à mettre en œuvre en un pareil cas condamne l'individualisme cher à nos habitudes. Pour traiter correctement un cancéreux, quel qu'il soit, même opérable, au sens que la chirurgie classique du cancer donne actuellement à ce mot, il faudra désormais être plusieurs : un his-

---

(1) Le traitement curatif d'un cancer par les rayons X électifs, de très courte longueur d'onde, exige actuellement plusieurs heures (10, 15, 20... heures) d'irradiation effective. Ces nombres feront comprendre le peu de rendement d'un poste rœntgenthérapique.

topathologiste pour donner le diagnostic histologique détaillé (qui importe au plus haut point pour le pronostic et le traitement), — un chirurgien pour opérer, — un curiethérapeute et un rœntgenthérapeute, pour appliquer correctement les radiations,— un bactériologiste pour étudier dans bon nombre de cas la flore microbienne des cancers infectés, et préparer, s'il y a lieu, les vaccins. A cette équipe, il faut un chef ayant autorité, connaissant bien les différentes méthodes de traitement, mais ne laissant emprisonner son jugement par les habitudes d'aucune technique. Ce chef doit être avant tout un pathologiste ; il sera donc habituellement le chirurgien, non pas parce que le chirurgien opère, mais parce qu'il sera généralement le meilleur pathologiste de l'équipe. Le chef pourrait être aussi bien un médecin spécialement préparé. Ce personnel doit travailler harmoniquement, dans un établissement où un matériel extraordinairement coûteux sera rassemblé : le radium, les puissantes machines pour les rayons X, la salle d'opération, les laboratoires et, naturellement, les malades hospitalisés, la consultation externe et les médecins.

6. — L'ŒUVRE D'ENSEIGNEMENT.

L'enseignement coordonné de la thérapeutique anti-cancéreuse est inexistant, du moins dans notre pays. Et l'enseignement séparé des méthodes dont se composera désormais cette thérapeutique est tout à fait incomplet. Dans aucune Faculté de médecine, à ma connaissance, il n'est fait de cours régulier sur la radiophysiologie et la radiothérapie, sur la radioactivité et ses applications médicales (1).

Comment peuvent donc se former jusqu'à présent les spécialistes nécessaires ? Par auto-didactisme, pour la plupart d'entre eux ; par une expérience personnelle peu à peu accrue et par la lecture des publications. Mais l'expérience personnelle est, pour tout le monde, faite de fautes corrigées ; pour le médecin, elle est faite de malades de mieux en mieux traités, ce qui veut dire qu'à l'origine de chaque carrière de praticien

---

(1) Un commencement d'organisation a été réalisé cette année à la Faculté de Médecine de Paris par M. le professeur André Broca.

auto-didacte, il y a une quantité variable de malfaçons thérapeutiques. Quant aux publications, elles ne suffisent point sans
éducation pratique ; car les bonnes — qui ne sont pas les plus
nombreuses — font voir les choses les plus difficiles sous
un aspect trop simple. Il n'y a qu'un remède à l'insuffisance
du nombre et de la préparation des spécialistes : c'est un enseignement méthodique, fait de leçons verbales, d'expérimenta-
tions sur les animaux, de démonstrations pratiques et de stage.

Il ne suffirait pas d'organiser l'enseignement des spécialistes ; il faut aussi perfectionner l'enseignement des médecins
sans épithète, en matière de pathologie et de clinique du cancer.
Le diagnostic précoce — donc la guérison — sont à ce prix. A ce
prix aussi sont les conseils et les soins journaliers judicieux
dont a besoin chaque cancéreux même incurable.

7. — LE SORT DES CANCÉREUX INCURABLES.

Parmi les malades de notre consultation, ceux qui peuvent
être guéris sont en petit nombre ; les condamnés sont en grande
majorité. Cela ne veut pas dire qu'il n'y ait plus rien à faire
pour ces derniers ; souvent le radium, beaucoup plus souvent
encore les rayons X, ou bien une opération combinée avec
l'un ou l'autre de ces agents sont capables de soulager le cancéreux et de lui donner une survie et un soulagement très ap-
préciables. Mais il arrive toujours un moment où les moyens
efficaces sont épuisés. Il reste alors à assurer au malheureux une
fin d'existence acceptable, en atténuant ou supprimant la douleur, prévenant ou combattant les infections secondaires ou les
hémorragies, pansant les plaies, maintenant le bon état moral.
Et lorsqu'il s'agit de pauvres gens, il faut, en outre, soulager
les misères de toutes sortes qui s'abattent sur eux avec l'impo-
tence physique.

Voici donc de nouveaux problèmes qui surgissent : l'hospitalisation, l'assistance à domicile, les œuvres de charité. Dans
cet ordre d'idées, il reste beaucoup à faire.

L'hospitalisation d'abord. Dans une grande ville, à Paris,
par exemple, les hôpitaux sont toujours insuffisants pour les
incurables ; et les cancéreux pour lesquels il n'y a plus de traitement efficace ont toujours eu toutes les peines du monde,

non point à s'y faire recevoir, mais à s'y faire garder. Il est admis qu'un cardiaque asystolique, un rénal gonflé d'œdèmes, ne sont jamais refusés et sont toujours intéressants : la thérapeutique médicale, en effet, peut beaucoup par le repos, le régime et les médicaments, pour les soulager momentanément. Il est avéré qu'un malade atteint de cancer externe est parfois gênant pour ses voisins ; et, passant devant lui, le médecin a honte de l'impuissance de la médecine ! Dans les services hospitaliers, ces malades sont donc trop souvent considérés comme des indésirables. Mais il n'est pas absolument vrai que la thérapeutique palliative soit impuissante et que ces malades n'offrent aucun intérêt scientifique. La vérité, c'est que pour leur faire du bien et pour trouver de l'intérêt à les soigner, il faut s'intéresser au cancer, non seulement comme médecin, mais encore comme chercheur, et qu'il est nécessaire d'avoir dans ce cas certaines ressources de laboratoire. Il y a, notamment, beaucoup à faire dans l'ordre d'idées de la lutte contre les infections secondaires.

Quoi qu'il en soit, l'insuffisance des hôpitaux pour les cancéreux incurables est un fait patent. Les misères que nous voyons chaque jour en sont la preuve. D'une constatation semblable est née, à Lyon, en 1849, l'Œuvre du Calvaire. Une dame veuve, Mme Garnier, recueillit chez elle deux pauvres femmes cancéreuses refusées par l'Hôtel-Dieu. L'Œuvre se développa. Elle essaima à Paris, Rouen, Marseille, Saint-Étienne, Bordeaux, Bruxelles, etc.

Le Calvaire est une œuvre magnifique. Mais une œuvre de ce genre ne peut prospérer que si elle est associée à la Religion. Il n'est possible de réunir des cancéreux incurables en grand nombre, et de maintenir la santé morale de ces condamnés — l'échéance seule de leur mort est incertaine — que si la foi dans la vie future et les récompenses divines leur fait prendre en patience leurs maux. Le pur stoïcisme est rare chez les pauvres gens. L'imitation de l'Hospice du Calvaire par l'Assistance publique me paraîtrait une tentative singulièrement hasardée, et je ne crois pas à son succès. Certainement il faut recevoir dans nos grands hôpitaux parisiens les cancéreux incurables : mais au lieu de les rassembler dans des salles d'où ils ne verront sortir que des morts, et où, en attendant leur propre fin, ils risqueraient d'être quelque peu abandonnés, il est mieux de les répartir par petits groupes, avec d'autres malades curables, dont l'exemple leur laissera l'espoir.

L'assistance à domicile est surtout une œuvre de charité, très peu une question de soins médicaux, moins encore une question de prophylaxie. Prenons donc garde d'assimiler le cancer avec la tuberculose, au point de vue de l'assistance à domicile et du rôle des infirmières visiteuses. La tuberculose est contagieuse ; par conséquent, elle soulève des problèmes d'hygiène et de préservation. Tout différent est le cancéreux incurable : il est parfois répugnant, il n'est pas contagieux. Son cas, au point de vue de l'assistance, n'est guère différent de celui d'une foule de malades chroniques. La charité, pour lui, belle et utile toujours, n'a pas à revêtir de forme spéciale.

8. — LES PROBLÈMES SCIENTIFIQUES.

J'ai gardé pour la fin les plus grands, sans aucun doute, de tous les problèmes que soulève le cancer, au temps présent : les problèmes scientifiques. Il y en a deux principaux : la recherche des causes, des agents et des mécanismes pathogènes, le perfectionnement des méthodes de guérison. L'un et l'autre sont dignes du plus grand intérêt; notre pays, à ce point de vue, est très en retard sur les autres grands pays, et même sur plusieurs petits. Toute investigation scientifique désintéressée est utile au progrès de l'humanité ; mais combien spécialement importent les travaux relatifs au cancer, qui tue annuellement en France de 30 000 à 40 000 individus, sur un nombre de cancéreux certainement supérieur à 100 000 ! Toute étude, dans l'ordre purement scientifique, qu'elle soit histologique, bactériologique, expérimentale, statistique, etc., doit être encouragée et aidée

Mais la recherche scientifique dans l'ordre thérapeutique est encore plus importante. Il est des exemples de maladies dont on sait seulement qu'elles sont infectieuses, mais dont on n'a jamais vu, ni cultivé *in vitro* le microbe, qu'on guérit cependant ou contre lesquelles on vaccine : telles sont la rage, la variole. Il n'est pas improbable que la guérison rationnelle du cancer soit trouvée avant qu'on en connaisse la cause. En vérité, les radiations nous ont apporté un procédé rationnel de guérison : il est acquis définitivement que la guérison est obtenue, si tout le territoire de tissus infesté par un cancer radio-sensible a été exposé pendant un temps suffisant à un champ de rayonnement X ou γ, de qualité et d'intensité convenables. Son mécanisme consiste dans la destruction élective de toutes les cellules cancéreuses, parmi les autres restant indemnes (1).

Mais que d'inconnues à dégager ! Que de problèmes de détail à résoudre, et qu'ils sont difficiles ! Le succès exige le concours de toutes les techniques de laboratoire, un matériel abondant, un personnel choisi, et — j'insiste sur ce dernier point — un service parfaitement outillé pour le traitement d'un nombre restreint de malades.

C'est dans ce dernier domaine que le département biologique et médical de l'Institut du Radium développe présentement ses efforts. Qu'on ne vienne pas nous dire que, hommes de science, nous ne devons pas sortir de nos laboratoires ; — que, consacrés à l'expérimentation, nous ne devons pas nous occuper des malades ! Nous protestons énergiquement contre une restriction aussi insensée de notre rôle. Qu'on étende dans les hôpitaux les bienfaits de la radiothérapie : nous aiderons à cela de toutes nos forces, par devoir d'abord, ensuite parce que nous serons ainsi déchargés d'une tâche écrasante, qui, toute nécessaire qu'elle soit, mange actuellement notre temps et nos ressources. Mais nous entendons bien conserver la partie thérapeutique de notre rôle scientifique. Il faut peu de malades pour nous occuper, parce que l'observation complète et la minutie dans les traitements difficiles ne sont jamais

---

(1) Vis-à-vis des radiations de courte longueur d'onde, le processus cancéreux (ou plus exactement le processus de la plupart des affections que nous groupons sous le nom de cancer) ne se montre pas différent d une multiplication cellulaire qui se poursuivrait indéfiniment. Dans une certaine sphère de tissus ayant pour centre le foyer, les radiations tuent les cellules cancéreuses, stérilisent le processus de multiplication. Le parasite inconnu, s'il a existé ou s'il existe encore, disparaît du territoire décancérisé. Le cancer traité par les radiations se comporte comme s'il ne contenait pas, ou comme s'il n'avait jamais contenu de parasite, comme s'il n'y avait pas d'autre parasite que la cellule cancéreuse.

compatibles avec un gros rendement pratique. Mais il nous en faut, de toute nécessité. Qu'on nous aide donc, généreux particuliers et pouvoirs publics, à créer un Dispensaire-Hôpital où nous coordonnerons en faveur de la science et de quelques malades les traitements divers qu'exige le cancer.

9. — LA SÉRIATION DES EFFORTS.

La tâche est donc immense. Que peut-on et doit-on faire d'abord ? Au point de vue de la Ligue contre le Cancer, je placerai les œuvres dans l'ordre suivant.

.. - La propagande pour le diagnostic précoce du cancer; on doit sur ce point, à mon avis, faire l'effort maximum.

2. — L'aide aux chercheurs et aux organisations qui se consacrent à la recherche scientifique, y compris le progrès dans les méthodes de traitement ; sur ce point, la Ligue doit jouer le rôle d'une Caisse de recherches scientifiques.

3. — La propagande pour la création de centres de traitement du cancer présentant toutes garanties d'utilité publique et de compétence.

4. — L'œuvre d'enseignement médical ; sa réalisation appartient aux Facultés de médecine.

5. — L'assistance charitable aux cancéreux incurables. Si je place cette œuvre à la fin, ce n'est pas que je la juge moins belle. Mais la lutte contre le cancer est une guerre. Dans une guerre, le gros des ressources doit aller à la bataille, au matériel et aux combattants. L'assistance aux blessés *que plus rien ne peut sauver* est, certes, belle et nécessaire : elle n'est ici que la part du sentiment. Faisons cette part aussi large que nous le pourrons, sans perdre de vue le but essentiel, qui est la victoire sur le mal.

ALLOCUTION

de M. le Ministre de l'Hygiène, de l'Assistance et de la Prévoyance sociales

Mesdames,

Messieurs,

Appréciant l'honneur que m'a fait votre conseil d'administration en m'appelant à présider l'Assemblée générale de votre Ligue, je tiens à vous adresser l'expression de mes meilleurs remerciements.

Vos travaux sont de ceux qu'on suit avec un intérêt passionné.

Peut-il d'ailleurs en être autrement quand il s'agit de la santé publique ?

Ne fait-elle pas, en effet, l'objet de toutes les préoccupations du ministre de l'Hygiène, de l'Assistance et de la Prévoyance sociales qui, avant tout, est celui de l'existence humaine ?

Avec le concours de toutes les compétences, de toutes les expériences, il s'emploie d'ailleurs activement à la protection et à l'amélioration de la race.

De là cette ardente croisade sanitaire contre toutes les maladies qui désolent le pays et menacent de l'affaiblir encore après les terribles hécatombes de la guerre.

****

Au nombre de ces maladies se trouve le Cancer. Moins redouté que la tuberculose, il n'en est pas moins redoutable.

C'est que, n'étant pas douloureux à ses débuts, il est négligé par ceux-là même qui en sont atteints. Après, il est trop tard ; il évolue vers la mort.

Jadis, on estimait qu'il ne s'attaquait guère qu'à l'âge mûr ou à la vieillesse ; au cours de la guerre, il a été constaté qu'il n'épargnait ni l'adulte ni l'homme fait.

Votre distingué président, l'honorable M. Justin Godart à l'activité bienfaisante duquel je suis particulièrement heureux de rendre hommage, alors qu'il était à la tête du service de santé militaire, s'en alarma et, pour le combattre, créa des

centres de can éreux, dont un à l'Hôtel-Dieu dans les services
des professeurs Hartmann et Gilbert.

Et si, maintenant, il préside à vos travaux, c'est bien parce
qu'il est de ceux qui, avec raison, pensent qu'il ne suffit pas
d'améliorer sans cesse les conditions de l'existence sociale du
travailleur, mais qu'il faut surtout améliorer celles de son
existence humaine, comme il importe, d'ailleurs, d'améliorer
les conditions de vie de tous les citoyens.

Il est indispensable de mettre l'individu en garde contre
tous les fléaux qui peuvent l'atteindre, il est indispensable de
le convertir, comme vous vous acharnez à le faire, à l'idée
qu'au premier signe du mal, son intérêt est de se confier immédiatement au médecin. Il faut qu'il sache bien qu'il y va de sa vie.

*
* *

Le Cancer, lui aussi, est un fléau social. Il s'attaque à toutes
les classes de la société. Il importe de le chercher, de le traquer
et de le combattre dès sa formation. Pris à temps, en effet,
grâce à l'application du radium, conjuguée, souvent, avec l'in-
tervention chirurgicale, il est généralement curable. C'est un
des enseignements que l'on tire également de vos tracts et,
surtout, des intéressantes brochures du professeur Hartmann
et du docteur Regaud.

Ses causes sont indéfinissables. On ne peut, en effet, affir-
mer s'il est héréditaire et contagieux ou non, s'il est d'origine
microbienne ou parasitaire.

De là des recherches et des travaux, comme les vôtres,
qu'il importe de coordonner et d'encourager. Cela entre aussi
dans votre programme. Je ne saurais trop vous féliciter.

Connaître les causes, en effet, c'est envisager le remède,
c'est le trouver. En attendant, quand il ne vous est pas donné
d'enrayer le mal à temps, vous soulagez le malade. C'est surtout à ce moment que vos auxiliaires bénévoles remplissent
leur mission de bonté et de charité.

Des statistiques, il résulte que la mortalité par cancer est
inquiétante. Dans certains pays, en effet, elle a doublé en
trente ans. A New-York, l'an dernier, elle a dépassé celle par
tuberculose. Il y a là un grave avertissement.

En 1918, il est mort en France 32 000 cancéreux. En 1919,
rien qu'à Paris, 3 622 sont décédés. Ces chiffres sont d'une
éloquence qui doit susciter toutes nos énergies combatives.

Mais cette mortalité n'est pas la même partout ; elle varie
selon les régions. En Suisse, où elle est la plus grande, elle tend
à diminuer. Grâce aux efforts combinés des savants de toutes
les nations, il y a tout lieu d'espérer que cette diminution se
généralisera.

* * *

Comme l'"Association française pour l'étude du cancer",
association non moins remarquable que la vôtre et que dirige
également avec autant d'autorité que de science l'éminent professeur Delbet, votre Ligue, gage constant de l'amitié franco-
anglo-américaine, poursuit une campagne admirable et fé-
conde.

A sa tête, elle a, elle aussi, des maîtres et des sommités,
dont l'éminent professeur Hartmann, que je me fais un agréable devoir de saluer.

Fondée en mars 1918, elle reçut la consécration officielle
en 1920. C'est en effet en novembre dernier qu'elle a été reconnue d'utilité publique. Cette reconnaissance est la marque
des services qu'elle a rendus et qui ne sont que le prélude de
ceux qu'elle rendra.

Admirablement comprise et organisée, votre Ligue pro-
cède de l'union amicale des trois grandes nations qui, ayant
gagné la bataille militaire, gagneront, grâce à vous, la bataille
sanitaire.

Patronnée par les plus hautes personnalités de France,
d'Angleterre et des États-Unis, avec le concours d'hommes
de valeur scientifique ou sociale universellement reconnue,
avec le concours de l'élite des savants et des praticiens dont
le dévouement va parfois jusqu'au sacrifice et dont je salue,
avec une émotion respectueuse, les héros et les martyrs, elle ne
peut manquer, en effet, d'atteindre le noble but qu'elle poursuit.

Aucun concours ne vous fait défaut. L'Institut Pasteur,
l'Association Bellan, des œuvres et des hôpitaux privés vous ont
ouvert leurs portes. Et vous voulez mieux encore : des labora-

— 47 —

toires, un hôpital modèle, un centre d'enseignement et des organes d'union et d'action vous appartenant. Votre ambition est légitime. Je fais tous mes vœux pour qu'elle se réalise dans un avenir que, pour le plus grand bien de tous, je souhaite prochain.

Avec relativement peu, vous avez fait beaucoup. Vous ferez mieux encore. Des encouragements vous ont été donnés ; d'autres viendront qui vous permettront de mener à bien votre noble mission.

Chaque jour, vous travaillerez de tout votre cœur, de toute votre science, de toute votre énergie à libérer l'humanité d'un mal atroce. Vous avez droit à la reconnaissance publique, vous avez droit à celle du Gouvernement de la République, reconnaissance qu'il m'est agréable de vous exprimer et dans l'expression de laquelle je comprends tous ceux qui vous apportent le concours de leur science, de leur expérience, de leur zèle et de leur dévouement.

Je n'oublie pas, non plus, vos vaillantes collaboratrices bénévoles. Conscientes de leur devoir de charité, elles se sont enrôlées dans votre armée, comme elles avaient réclamé leur place lors de la mobilisation.

Durant la guerre, elles ont accompli des prodiges. Au mépris de la contagion toujours possible et qui, hélas ! a fait bien des victimes, penchées sur les souffrances qu'elles apaisaient, pansant toutes les plaies, même les plus effroyables, soignant toutes les maladies, elles ont été admirables. Elles ne le sont pas moins, actuellement, en face des tumeurs cancéreuses qui ne les rebutent pas. Les Femmes de France, une fois de plus, ont bien mérité de la Patrie.

Mesdames et Messieurs,

Votre mission est noble, généreuse, sacrée.
A tous et à toutes que grâces vous soient rendues !

Ce qu'il faut SAVOIR

L E NOMBRE des cancers augmente d'année en année. Le cancer frappe indistinctement toutes les classes de la société, le riche comme le pauvre, la femme un peu plus souvent que l'homme. C'est une des causes de mort les plus fréquentes après quarante ans. *Il tue par an 32.000 personnes en France.* Son incurabilité résulte le plus souvent de l'ignorance du public, qui néglige le cancer à ses débuts, *parce qu'il n'est pas douloureux dans les premières périodes de son développement.*

Opéré de bonne heure, il guérit dans un très grand nombre de cas, parce qu'au début le cancer est une maladie locale

Malades, méfiez-vous des indurations indolores du sein, de tout suintement anormal, des ulcérations persistantes de la langue ou des lèvres, des petites tumeurs cutanées qui augmentent ou s'ulcèrent, des troubles digestifs persistants, surtout quand ils s'accompagnent d'amaigrissement, de l'apparition de la constipation quand les garde-robes étaient auparavant normales

Dans tous les cas faites-vous examiner

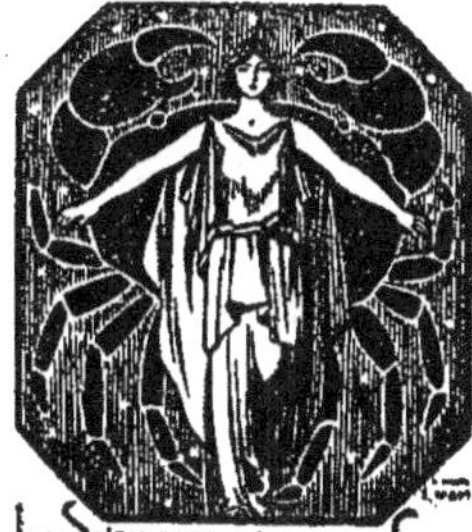

4

FONDATEURS DE LA LIGUE

Prof. ACHARD.
Prof. AUSCHER.
M. et Mme Marck BALDWIN.
M. et Mme Laurence BENET.
Dr BERGERET.
Mme de BERTHIER.
Lord BERTIE of THAME.
Le Général et Mme BLISS.
M. BOCCON GIBOD.
Dr BORREL
Dr BOTELHO.
Dr BOUQUET.
M. Blythe Walter BRANCH.
Mme CAPIELLO.
Cte et Ctesse de CARAMAN.
M. et Mme de LA CARCOVA.
Dr CHAVANNAZ.
M. CHAVANE.
Mlle COLOMBIER.
Mme DEHARME.
M. DEHARME, *décédé.*
Prof. DEPAGE.
Marquise de DION.
M. DUBRUJEAUD, *décédé.*
Baronne d'EICHTHAL.
Mme Marguerite ESTOUP.
Mme le Dr FABRE.
Prof. J.-L. FAURE.
M. et Mme André FOULD.
Mme GANS.
M. Max GETTING.
Prof GILBERT.
Mme le Dr GIRARD-MANGIN.
M. Justin GODART.
Prof. et Mme Henri HARTMANN
Dr P. HARTMANN.
M. Lionel HAUSER.
Dr HEITZ-BOYER.
Dr et Mme HELME.
Mme de JOUVENEL.
Miss KAHN.

Major LAMBERT.
Dr et Mme LANGLOIS.
Mme LAZARD.
M. et Mme Robert Le BRET.
Mme Henri LE BRET.
Dr LECLAINCHE.
Mme LEROY.
MM. LEROY et SCHMID.
Prof. Maurice LETULLE.
M. et Mme Émile LEVEN.
M. Auguste LUMIÈRE.
M. Louis LUMIÈRE.
M. LYON.
Baronne E. de MARÇAY.
Baronne G. de MARÇAY.
Mme MÉNARD-DORIAN.
Dr MÉNÉTRIER.
Mme Henri MEYER.
M. MORICE.
Dr PEYRON.
M. PICCIONI.
Sir John PILTER.
Mme Daniel de POLIAKOFF.
Dr REGAUD.
Mme Émile REYMOND.
Prof. Albert ROBIN.
Prof. ROGER.
M. et Mme ROSENTHAL.
Baron Édouard de ROTHSCHILD
Baron et Bne Henri de ROTHS-
  CHILD.
M. et Mme G. SAINT-PAUL.
Mr SHARP.
M. et Mme SHONINGER.
Mme Eugène SIMON.
Mme THIBAULT.
Dr TRÉMOLIÈRES.
Duchesse d'UZÈS, douairière.
M. Félix VERNES.
M. François de WENDEL.

Membres Fondateurs

à partir de 10.000 fr.

Mme C..	40.000
M. et Mme C........	10.000
HARTMANN (M. et Mme)	15.000
HOTCHKISS (Société) ...	60.000
LANGELOTH (Mme Jacob).	18.000
ROSENTHAL (M. et Mme).	

don d'une perle.

Membres Bienfaiteurs

ROTHSCHILD (Bnne Henri de)
M. et Mme TUCK.

Membres Donateurs

APPERT (Mme).
BENET (M. et Mme Laurence).
BOCCON-GIBOD (M.).
BOUCARD (M. Max), *rachat*.
BOUTRAY (Mme de).
CHAVANE (M.).
COLOMBIER (Mlle).
Comité de l'U. F. F. de Bischwiller.
Comité de l'A. D. F. de Libourne.
Comité de l'A. D. F. de Marines.
CUYLER (Mme).
DEHARME (M.), *décédé*.
DEPAGE (Prof.).
DESCHAMPS (Mme Louis), *rachat*.
DION (Marquise de).
DOPFF (M.).
DUTEY-HARISPE (M. et Mme), *rachat*.
DUTREIL (Mme Maurice).
EHRICH (Mme).
EICHTHAL (Bne d'), *rachat*.
FABRE (Mme le Dr), 300 fr.
GANS (Mme).
GEOFFROY-CHATEAU (Mme).
GOLDSCHMIDT (M.).
HEARN (Mme), *rachat*.
HEIDELBACH (Mme Julie).
HELME (Dr). *rachat*.
HIRTZ (Mme).
HOUNSFIELD (M. Ch.).
JAVAL (Mme), *rachat*.
JAVAL (M.).
JUNG (Mme), *rachat*.
KOHN (M. Georges), *rachat*.
LACAVE-LA PLAGNE (Bne).
LAS-CASES (Ctesse de).
LAZARD (Mme).
LE BRET (M. et Mme Robert), 5 000 fr. *rachat*.
LECLAINCHE (Prof.).

LÉDERLIN (Mme Paul), *rachat*.
LE GRAND-DOTY (Mrs Arthur).
LEROY et SCHMID (MM.), *rachat*.
LINDAUER (M. Jules).
LOUCHEUR (M.).
LUMIÈRE (M. Louis).
LUMIÈRE (M. Auguste).
MARÇAY (Bne J. de).
MELLOR (Mme Mary), **rachat**.
MOTTI (M.).
MOUTET (Mme le Dr).
PILTER (Sir John), 250 fr.
POLIAKOFF (Mme Dianel de).
POWERS (Mme Alice Steele).
RAPHAEL (M.), *rachat*.
REVERDOT (Mme).
RICHARD (Mme).
ROLAND-GOSSELIN (M. et Mme Albert), *rachat*.
SCHWENK (Mme Adolphe).
SHONINGER (M. et Mme Bernard J.)
SILVA RAMOS (Cesse da).
STRAUSS (M. Adolphe) ... 200
THIBAULT (Mad.).
TIFFANY (Mme), *rachat*.
WALDECK-ROUSSEAU (Mme). 3.000
WANNER (Mme Lucy-Paul).
WORTH (M. Jacques), *rachat*.

Membres Titulaires

ADLER (Mme).
AKAR (M. Émile).
BALDWIN (M. et Mme Mark), *rachat*.
BAR (M. A. de).
BICHERT (Mme Lucien)
BOIVIN (Mme), *rachat*.
BONNET (M.), *rachat*.
BOUSQUET (Dr), *rachat*.
BRANCH (M. Blythe Walter), *rachat*.
CHAVANNAZ (Dr), *rachat*.
Comité A. D. F. de Champagnole.
Comité A. D. F. Le Quesnoy.
Comité A. D. F. de Tunis, *rachat*.
CUNÉO (Prof.).
DEJARDIN-VERKINDER (Mme).
EICHTHAL (M. d').
EONNET (M. Paul).
FAURE (Prof. et Mme J.-L.), *rachat*.
FLURSCHEIM (M. Bernard).
FRAENKEL (M. Maurice).
FRAISSE (M. Marius).

GABREAU (M. L.).
GETTING (M. Max).
HARRIS (Mme Sybil).
HAUSER (M. Lionel), 600 fr.
HÉGO (Mr).
HIRSCH (Mme Léo).
JARVIS (Mme P.).
JÉRAMEC (Mme), *rachat*.
KLOTZ (Mme Victor).
KŒNIGSWERTHER (M. et Mme Albert).
LANG (M. Alfred), *rachat*.
LA TOUR D'AUVERGNE (Pcesse de).
LE LUBEZ (M. Robert).
MACHIELS (Mme).
MONTEBELLO (Mquise de), *rachat*.
OSTER (Mme Claire).
PAMARD (Mme Marg.), *rachat*.
PANCKOUKE (Mme).
PAVIOT (Prof.).
PICCIONI (M.).
REGAUD (Prof.).
REYMOND (Mme Émile).
REYMOND (M.), *décédé*.
RICE (M. et Mme Samuel).
ROBIN (Prof.).
ROBLOT (Mme Richard).
ROGER (Prof.).
ROLAND-GOSSELIN (Monseigneur).
ROUX-BERGER (Dr).
SCHWARZ (M. W.-H.).
SCHWENK (M. et Mme Victor).
SIMON (Mme Eugène), *rachat*.
SIMON (M. Y.), *rachat*.
STRAUSS (M. Jules).
SYDNEY B. VEIT (M.).
TERRIER-SANTANS (Marquise de).
TIFFANY (Mme), *rachat*.
UZÈS (Duchesse d'), *rachat*.
VASSILOPOULO (Mlle).
VERNES (M. Félix), *rachat*.
WARENGHIEN (Mme de).
WEILL (Mme Alexandre), *rachat*.
WENDEL (M. François de), *rachat*.
WITT-GUIZOT (M. François de).
WORTH (M. Jean-Charles), *rachat*.

Membres Adhérents

ACHARD (Prof.).
ALFASSA (Mlle Alice).
ALFASSA (Mlle Marguerite).
ALFASSA (Mme Paul), *rachat*.
ANDERSEN (Dr Charles-W.).
AUDARD (Dr).

BARBIER-HUGO (Mme), *rachat*.
BARRACHIN (Mlle).
BASSET (Dr Antoine).
BEAUMONT (Ctesse de).
BÉCHET (Mme Roger).
BÉJOT (Mme Henri).
BERNARD (M. Léon).
BERRY (M. Walter), *rachat*.
BÉTOLAUD (Mme A.).
BLANC (M. F.).
BONPAIX (M. Alphonse), *rachat*.
BRÉMARD (Mme).
BRISAC (Mme Marc).
BROSSES (Mlle des).
BRUNEAU (M.), *rachat*.
BRUNEAU (Mme Marie).
BUAT (Mme la Générale), *rachat*.
BUSSIÈRE (Vtesse Renouard de), *rachat*.
CADROY (Mme Jean), *rachat*.
CAPIELLO (Mme).
CARAULT (M.), *rachat*.
CHABROL (Mme).
CHARGUÉRAUD (Mme P.), *rachat*.
CHAUCHAT (Mme), *rachat*.
CHEVALIER (Mme), *rachat*.
CHEVALIER-APPERT (M.).
CHEVILLIARD (Mme).
CLERC (Dr et Mme Antonin).
COCHE (Mme le Dr Alice).
Comité S. B. M. d'Alençon.
Comité A. D. F. de Bouxwiller.
Comité A. D. F. de Charenton.
Comité U. F. F. de Commentry.
Comité U. F. F. de Fréjus.
Comité S. B. M. de Joinville.
Comité U. F. F. d'Orléans.
Comité A. D. F. de Pougues-les-Eaux.
Comité S. B. M. de Roanne.
Comité A. D. F. de Saint-Amand-les-Eaux.
Comité A. D. F. de Saint-Gaudens.
Comité U. F. F. de Tonnerre.
Comité U. F. F. de Vire, *rachat*.
DALLEMAGNE (Mme).
DEHARME (Mme).
DENYS-COCHIN (Baron et Baronne).
DESDOUETS (M.).
DESLANDRES (Mme).
DEVYS (Mme Jacques).
DICKINSON (Miss), *rachat*.
DUBRUJEAUD (M.), *décédé*, *rachat* 300 fr.

Dunoyer de Segonzac (M. Louis).
Dureau (M. Georges), *rachat*.
Dutreil (Mme Paul).
Éclancher (M. et Mme).
Fagot (Mlle).
Failly (Mme de).
Falconnet (Mme).
Fressinet de Bellanger (Marquis)
Froissard (Marquis de).
Galy (Mme).
Gernez (Mme).
Germiny (Ctesse Jacques de).
Gimpel (Mme), *rachat*.
Girod (Mme).
Goer (Mme de).
Gontaut-Biron (Ctesse de).
Grandprez (Mme de).
Grasset (Mme).
Guérin (Mme Marcel).
Guiche (Duchesse de).
Hallard (Miss Alys).
Hardie (Mrs C. M.).
Hardie (Mrs L. H.).
Hébré (Mme J.).
Hell d'Oberkirch (Bnne de).
Hillel (Mme).
Hirsch (Mlle Yvonne).
Hirsch (M. Richard).
Huerta (M. de la) *rachat*.
Huillier (Mme G.), *rachat*.
Joly (M. et Mme Antony).
Jong (Dr Louise de).
Kurtz (M. Jean), *rachat*.
Labille de Breuze (M.).
Lacroix-Laval (Comte de), *rachat*.
Lafferre (M.).
Laguionie (Mme Gustave), *rachat*.
Lailler (M.), *rachat*.
Langlois (Dr et Mme), *rachat*.
Laurens (Dr Paul).
Le Brecq (Mme).
Le Bret (Mme Henri).
Leclerc (Dr Georges).
Lecoq (Mme).
Léderlin (M. Armand).
Leven (M. et Mme Émile).
Lewis (Dr), *rachat*.
Lignères (Marquise de).
Luville (Mlle), *rachat*.
Lyon (Mme).
Lyon (Mme Jacques Lyon).
Magruder (Mme).
Mahieu (M. et Mme Mce).
Malouet (Baronne).

Marçay (Baronne E. de).
Marnier (M.).
Marquis (Dr).
Martin (Mme G.).
Massin (M. Frédéric).
Mauclair (Dr).
Maze (M. Daniel).
Meignen (M. Georges).
Mélan-Guéroult (Mme).
Ménétrier (Dr).
Mercier (Mme A.).
Michon (M. et Mme).
Mimont (Mme de).
Minden (M. Van), *rachat*.
Montbrun (Bne de), *rachat*.
Montureux (Vte de), *rachat*.
Morel d'Arleux (Mme G.), *rachat*.
Morice (M. et Mme), *rachat*.
Mouthon (M.).
Nélaton (Mme E.).
Péreire (Mme Henri), *rachat*.
Picard (Mme Fernand).
Prince (Mme Charles).
Récamier (Dr Joseph).
Reiss (Mme L.).
Rheims (Mme Jules).
Richet (Mme Amélie).
Risler (M. Georges).
Roguet (M.).
Rothschild (Bne James de), *rachat*.
Rouart (Mme H.), *rachat*.
Roussel (Mme C.).
Royer (Mme Louis de), **rachat**.
Roussel (Mme C.), *rachat*.
Rubinstein (Mme Ida), *rachat*.
Schmitt (Dr Charles), *rachat*.
Serlay (Bne de).
Seydoux (Mme Vve Charles).
Simon (M. Alexandre).
Société Saint-Vincent-de-Paul,
  Prést du quartier St-Sulpice.
Steinheil (M.), *rachat*.
Svoronos (M. Nicolas).
Tardiveau (M. Camille).
Thurneyssen (Mlle).
Toutain (M. André).
Van Brakell-Doowerth (Dr).
Vaney (Mme Jacques).
Van Marck (Mme), *rachat*.
Vassal (Ctesse de).
Walsh de la Mothe-Haudancourt,
  (Duchesse), *rachat*.
Weisweiller (Comm. Jacques).
Zeiller (M. Jacques).

SOUSCRIPTEURS

ALFASSA (Mme Jacques)..	10
ANONYME	100
ANONYME	500
ANONYME	5
ANONYME	500
ANONYME	500
ANONYME	20
ARVERS (Mme)	10
BAUCALIS (Mlle Marg.)...	10
BLOCH (Mme Raoul)....	50
BLUM (M. Marcel).......	100
BLUM (M.).	100
BLUM (Mme Myrtil)......	20
BUCQUET (Mlle)	30
BUISSON (Mme)	10
CHENU (M. Charles)......	300
CHAUCHAT (Mme)	250
Comité de l'A. D. F. Foix.	100
Comité de l'U. F. F. Reims	50
Comité de l'A. D. F. Sarre-Union	100
Comité de l'A. D. F. Soulzmatt	10
DAVILLIER (Bne)	100
DEBOST-DOD (Mrs Estelle)	200
DELAMARRE (Mme)	10
DESCHANEL (M. et Mme Paul)	100
DREYFOUS	20
DUTFOY (Mme)...........	10
ESTRABAULT (Mme).......	10
FABRE-LUCE (Mme)	50
FAUCHEY (Mme Anne-Marie)	10
FONTANA (Mme)	200
FOREST (Mlle)	10
FOUQUET (Mme Jacques) .	10
FOURET (Mme René)	100
GANAY (Marquise de)....	100
GERMINY (Cte Adrien de).	100
GOUBIE (Mme)	10
GOULDEN (M. Jean)......	5.000
GREILSAMER (M. Raymond)	20
GREW (Mme Joseph Clarke).	1.000
GUIARD (Mme)	500
GUTH (Mme)	20
HARTMANN (Mme Paul)..	10
HATZFELD (Mme Léon)...	10
HAVRE (Mme J.-B.)......	20
HELY-D'OISSEL (Mme)....	40
ISAMBERT (M. et Mme)...	20
ISMAHUM (Mme).	1.000
JOURDAN (Mlle)	10
JOUSSET (Mme Vve)	20
KILKUPS (Mlle Élisabeth).	20
LA FONCIÈRE	1.000
LAREINTY (Marquis de)...	100
LAUGIER (Mme)	10
LECŒUR (Mme)	100
LE LAIDIER (Mlle)	10
LÉONINO (Bne)	100
LÉVY (Mme Racul)	20
LIMBURG (Mme Richard)..	500
LORIEUX (Mme Edmond) .	50
L'UNION	1.000
LUVILLE (M.)	100
MANHEIMER (M. Lucien) .	200
MAYER (Mme Maurice) ..	200
MENIER (Mme Georges)..	100
MESLIER (Mme Ferdinand)	10
MOLITOR (Ctesse)	50
MOLLANDIN (Mme)	10
MOY (M. et Mme Gustave)	100
ORNELLAS (Mlle Lola d')..	10
PARIS (Marquis de)	100
PHIPPS (Mme)	100
POMMAY (M. E.)........	100
ROBINSON (Hart and)	5
ROTHSCHILD (H. S.)......	500
SAUTER (Mme)	20
SCHOELLKOPF, don de brochures	6.000
SCIAMA (M. G.)	50
SHELTON (Mme Frances).	200
SIMON (Mme Henry)	10
STERN (Mme Jean)	400
THIERRY (M. Adrien)	130
TRÉBUTIEN (Mme)	10
VASSART (Bne de)	20
VELLIN	1.000

Ce que la Ligue fait

RECHERCHES SCIENTIFIQUES. — La Ligue subventionne des laboratoires où tout ce qui concerne le cancer est étudié méthodiquement.

TRAITEMENT DU CANCER. — La Ligue poursuit le perfectionnement et le développement de tous les moyens de lutte actuellement connus.

Elle donne son appui pour la création de centres de traitement où se trouvent conjugués : chirurgie, Rœntgenthérapie, Curiethérapie et laboratoires d'anatomie pathologique.

PROPAGANDE SOCIALE. — La Ligue enseigne au public, par tous les moyens de vulgarisation, les premiers signes du cancer pour permettre de dépister le mal à son début, *alors qu'il peut être guéri.*

Elle attire l'attention du monde médical et paramédical sur l'importance des diagnostics précoces, qui peuvent sauver ou prolonger des milliers d'existences.

BIENFAISANCE. — La Ligue entretient des lits affectés aux cancéreux dans plusieurs hôpitaux ; ses dames visiteuses se rendent auprès des malades dans les hôpitaux et à domicile. La Ligue donne de toutes les façons une aide morale et matérielle aux malheureux, elle assiste les incurables.

Ce que la Ligue doit créer

UN INSTITUT qui comprendra un hôpital modèle, des laboratoires, une bibliothèque et sera un centre d'enseignement en même temps que de traitement: foyer de progrès, instrument d'union et de coordination de travail entre tous les instituts et toutes les organisations de lutte contre le cancer.

Vous pouvez aidez la Ligue
■ par une souscription
dont l'importance n'est pas limitée
■ par une adhésion

Pour être **Membre de la Ligue,** il faut être présenté par deux membres et agréé par le Conseil d'administration.

La COTISATION ANNUELLE MINIMUM est de :

1000 francs pour les **Membres bienfaiteurs ;**
100 francs pour les **Membres donateurs ;**
50 francs pour les **Membres titulaires ;**
20 francs pour les **Adhérents.**

Elle peut être rachetée en versant une somme égale à dix fois le montant de la cotisation.

Sont **Membres fondateurs** les personnes faisant à la Ligue un don de plus de **dix mille francs**

■

Les dons et cotisations peuvent être adressés au Secrétaire général
———— 2, Avenue Marceau ————
sous forme de chèque ou de mandat à l'ordre de la
LIGUE FRANCO-ANGLO-AMÉRICAINE CONTRE LE CANCER

FORMULE DE LEGS

Je donne et lègue à la
LIGUE FRANCO-ANGLO-AMÉRICAINE CONTRE LE CANCER
dont le siège est à Paris, la somme de ....

....

(ou bien tels objets ou tels immeubles).
Ce legs est fait net de tous droits et frais.

(Dater et signer)

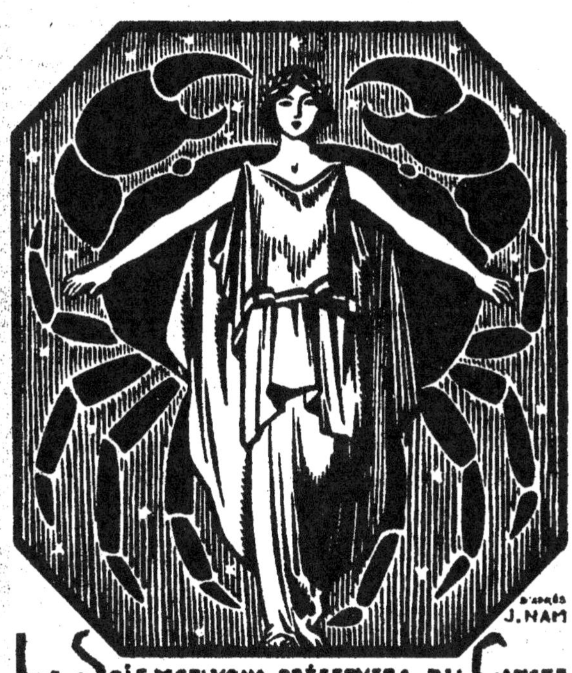

— OFFICE D'ÉDITIONS D'ART —
3, Rue de Castellane, Paris